JN015884

こどもの「あざ」への不安がなくなる本

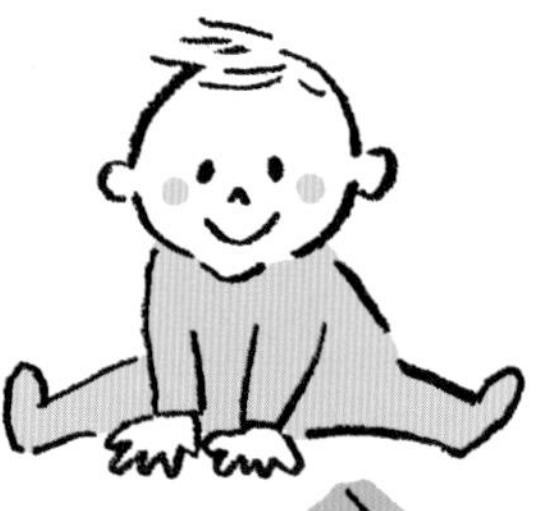

幻冬舎MC

Prologue

「えっ！　どうしてこの子に、こんなあざがあるの……」
妊娠、出産を経て待ちに待ったかわいい赤ちゃんとの対面。でも赤ちゃんの顔や身体にあざがあったら、「大きくなっても痕が残ってしまうの？」「もし病気だったらどうしよう……」と不安にかられることでしょう。
私はこれまで多くの親御さんから子どものあざについての相談を受けてきましたが、特にあざが顔や手など見えやすいところにある場合、親御さんの悩みはとても深く、涙ぐみながら診察に来られる方もいます。
しかしあざの種類によっては、皮膚の厚みが薄い乳児期からレーザー治療を行うことで高い効果が期待できます。
私は形成外科学会専門医、そしてレーザー学会専門医として、日本でも数少ないあざ治療に特化したクリニックを開業し、大学病院勤務時代から10年間で延べ1万人以上の患者さんのあざ治療を行ってきました。たとえ目立つところにあざがあったとしても、あざの色や大きさに合わせてレーザー治療や手術治療を行うことで、あざを目立ちにくくしていきます。

「レーザー治療は痛いのでは？」と思われる方もいらっしゃるかもしれませんが、最新型のレーザーを使った治療は痛みも少なく、麻酔技術の進歩もあり乳児期の治療も安全に行うことができます。あざ治療は保険適用で治療が可能なものが多いです。

本書では、子どものあざで悩む親御さんの力になりたいと思い、あざの症状や見極め方、治療方法、費用などを分かりやすくまとめました。ひとえにあざといっても、赤あざ・青あざ・茶あざ・黒あざなどがあり、症状や治療のタイミングもそれぞれなので、あざの色別に解説しています。子どものあざのほとんどは、悪いものになることや成長の妨げになることはなく、成長とともに目立ちにくくなるあざもありますので、過剰に心配する必要はありません。

本書が、思い悩んでいる親御さんの不安を少しでも解消する手助けになれば、うれしいです。

子どもの体にあざ これって病気なの?

赤あざ

青あざ

茶あざ

黒あざ

あざ治療後の注意点

CHAPTER

1

子どもの体にあざ
これって
病気なの?

こんなに多い子どもの〝あざ〟

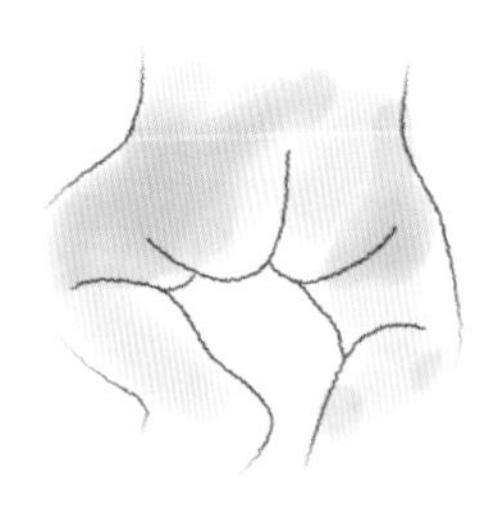

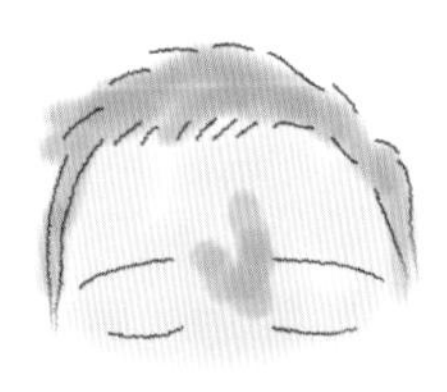

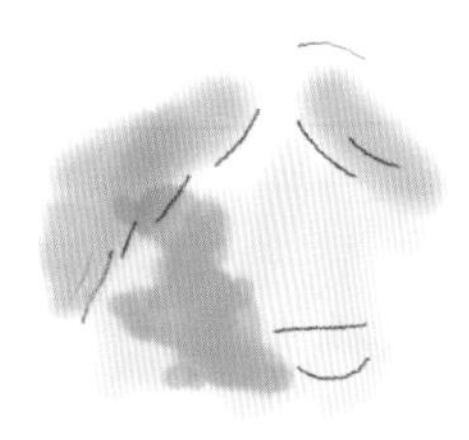

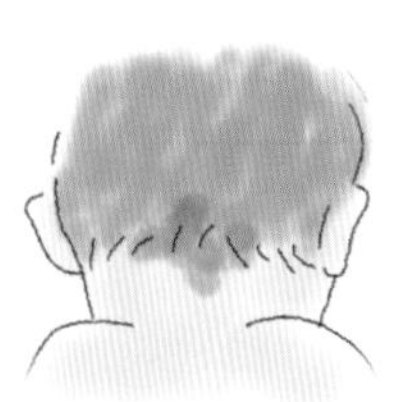

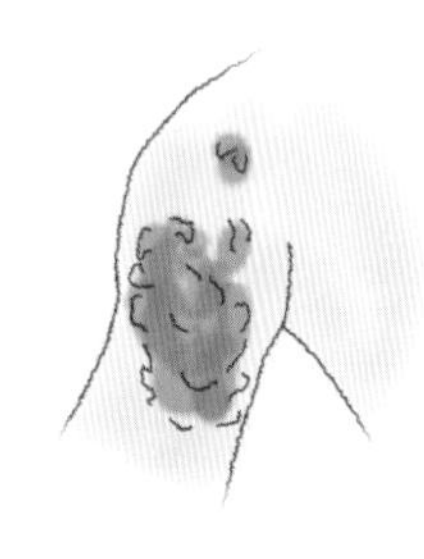

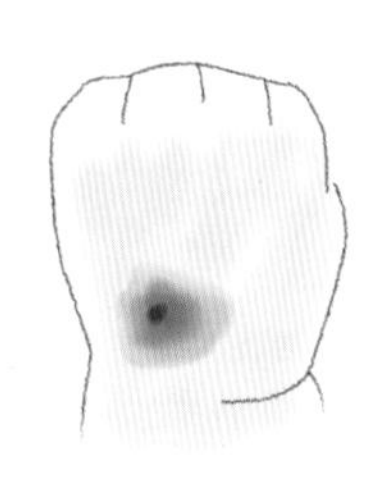

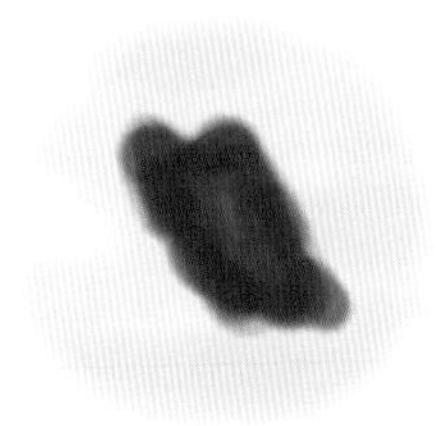

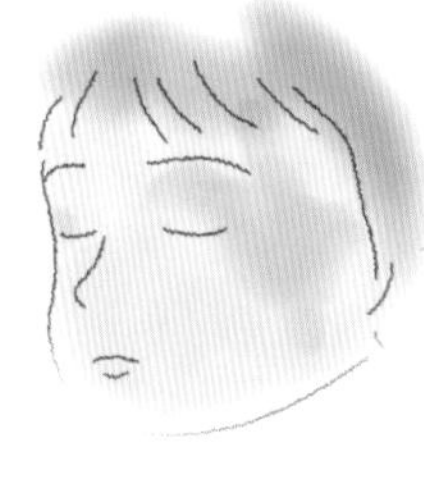

以前、勤務していた大学病院の形成外科では、週1回のレーザー外来に赤ちゃんを抱えた親御さんが来院することも多く、「こんなにも子どものあざで悩む方が多いのか」と最初は驚きました。あざ治療に特化したクリニックを開業した今も、あざ治療で来院する患者さんの約9割が、小学校に就学する前の子どもです。

なかには、わが子にあざがあることを、自分のせいだと責めるお母さんもいますが、あざは遺伝ではありません。日本人の赤ちゃんのほとんどに見られる蒙古斑など、大なり小なり身体のどこかにあざがあることは珍しいことではないのです。

ほとんどの赤ちゃんにある
お尻の蒙古斑とそのほかのあざ

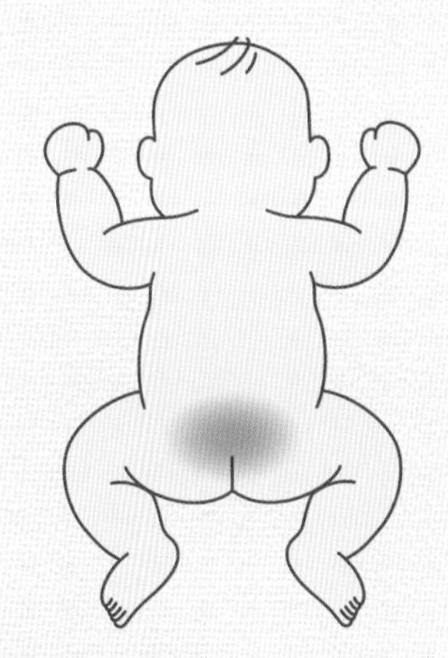

蒙古斑
日本人のほぼ100％にあり10歳頃までに自然消失するため治療は不要

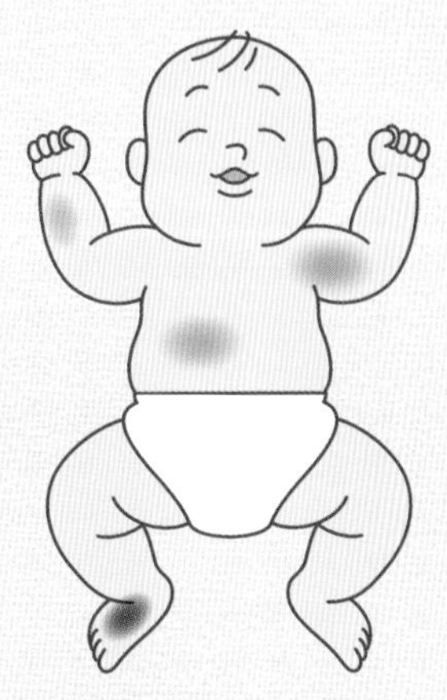

そのほかのあざ
さまざまな色や大きさ、種類があり、治療が必要なものもある

あざと病気の関係はあるの？

「子どもの身体にあざがあるのですが、これは病気ですか?」そう思い詰めて、来院する親御さんは少なくありません。子どものあざには「赤あざ」「青あざ」「茶あざ」「黒あざ」などさまざまな種類があります。ほとんどのあざは悪性化することもなく、成長とともに目立ちにくくなるものもありますが、大きな黒あざには、まれに悪性化するものもあります。また、赤あざのなかでも、いちご状血管腫は時に急に大きくなり、目鼻や口などを塞いで機能障害をきたす場合があるので、早目の治療が必要です。あざが大きくなる、色が濃くなる場合は、専門医に相談してください。

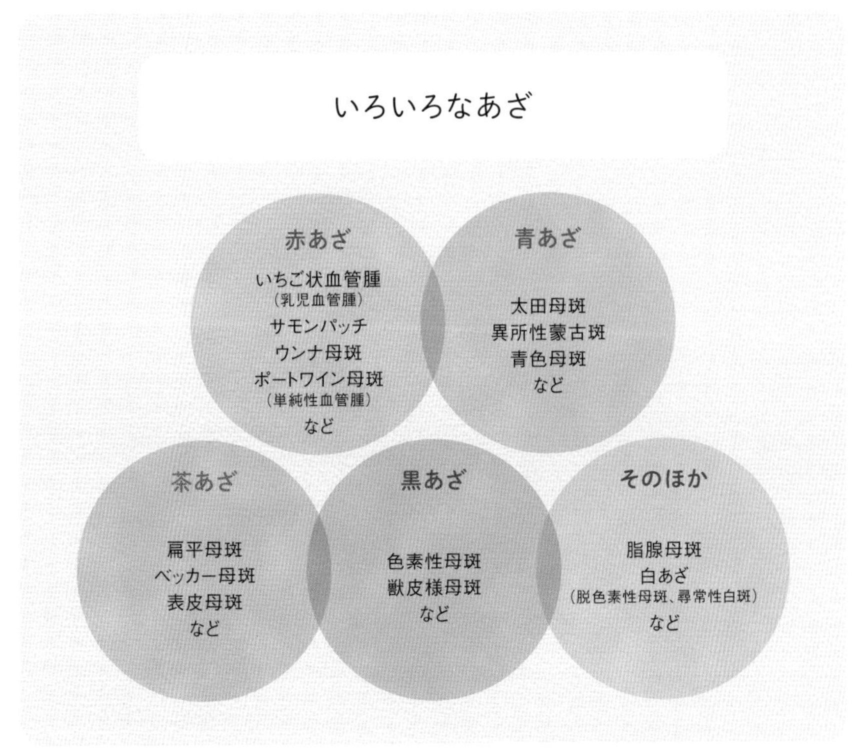

どうして、いろんな色のあざがあるの？

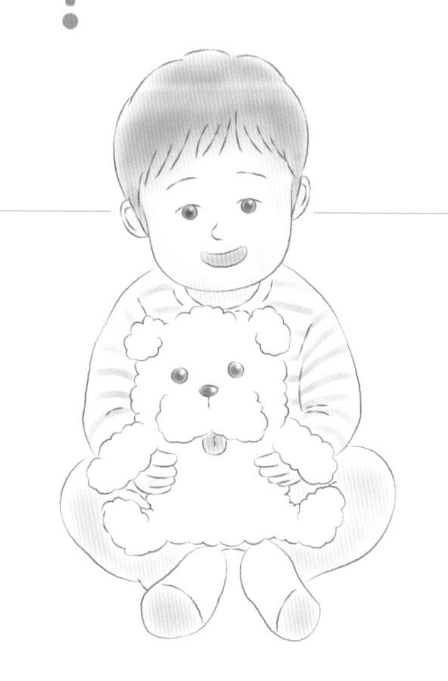

人の皮膚は、「表皮」「真皮」の2層からできています。表皮の一番下の層（基底層）には、メラニン色素をつくる「メラノサイト」という細胞があります。通常、メラニン色素は表皮内にありますが、必要のない場所に塊で多く集まることがあります。それが青あざや茶あざの原因です。真皮の深部にメラニン色素が多く集まれば青色に、表皮内に多く集まれば茶色に見えます。黒あざは母斑細胞という黒色の細胞が表皮最上部の角質層から真皮をこえて皮下脂肪まで及ぶことがあります。赤あざは、真皮内に不必要な毛細血管が増えることが原因で皮膚が赤く見えます。

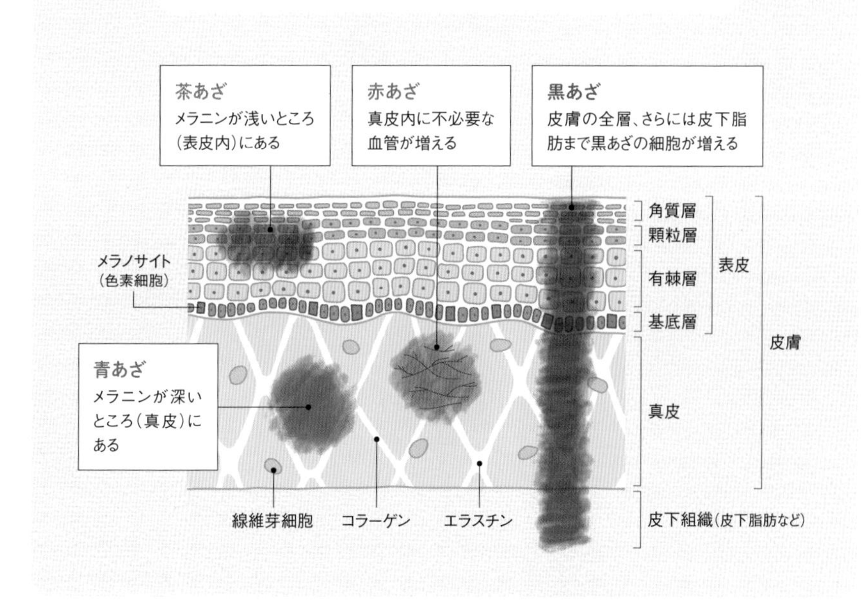

治療方法はあざによってさまざま

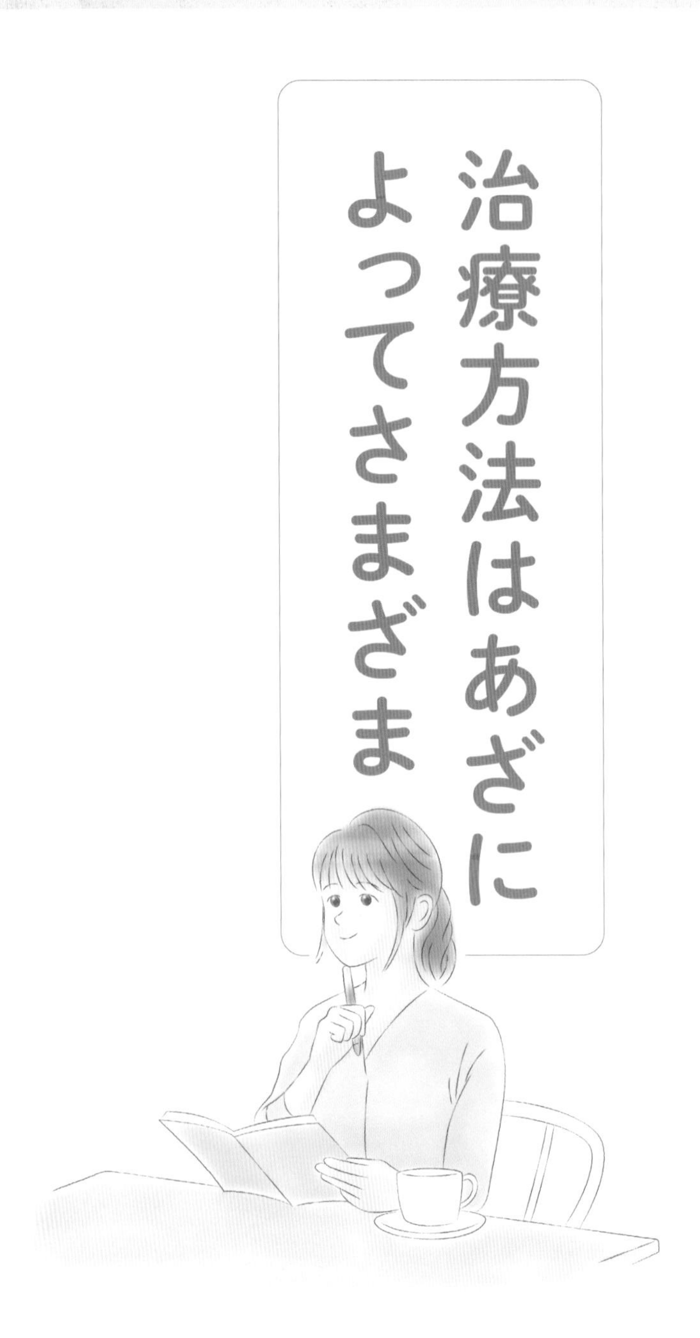

あざには、メラニン色素が原因の「茶あざ」「青あざ」、母斑細胞の数が増えてできる「黒あざ」、毛細血管の拡張や増殖による「赤あざ」があります。青・茶・赤あざはレーザー治療が基本で、症状に合う種類の機器を使います。自然消失せず目立つ場所に広範囲にあるあざは、早めに計画を立て、3カ月以上の間隔をあけて数回、レーザー治療を行います。局所麻酔下、または範囲が広い場合は全身麻酔下でレーザー治療をします。黒あざの治療は手術が基本で、広範囲の場合は病変を数度に分けて切除し縫い寄せたり、皮膚移植したりなど複数回にわたる全身麻酔下での手術が必要です。

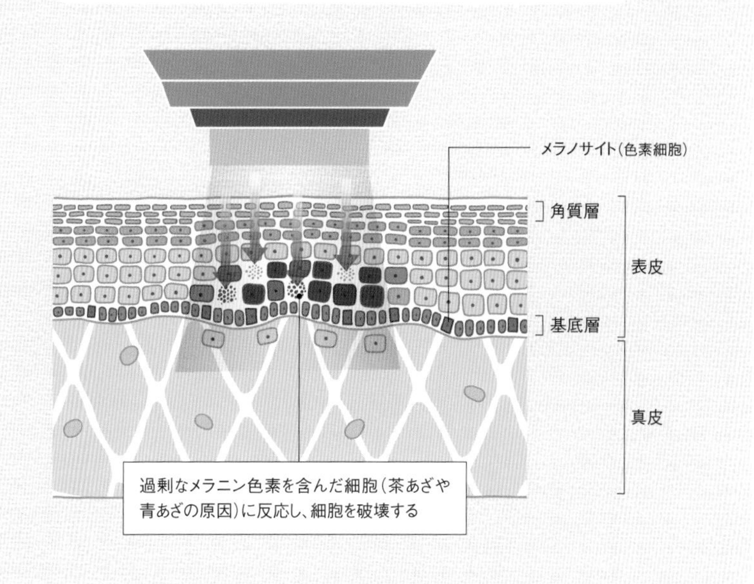

あざに合わせたレーザー治療

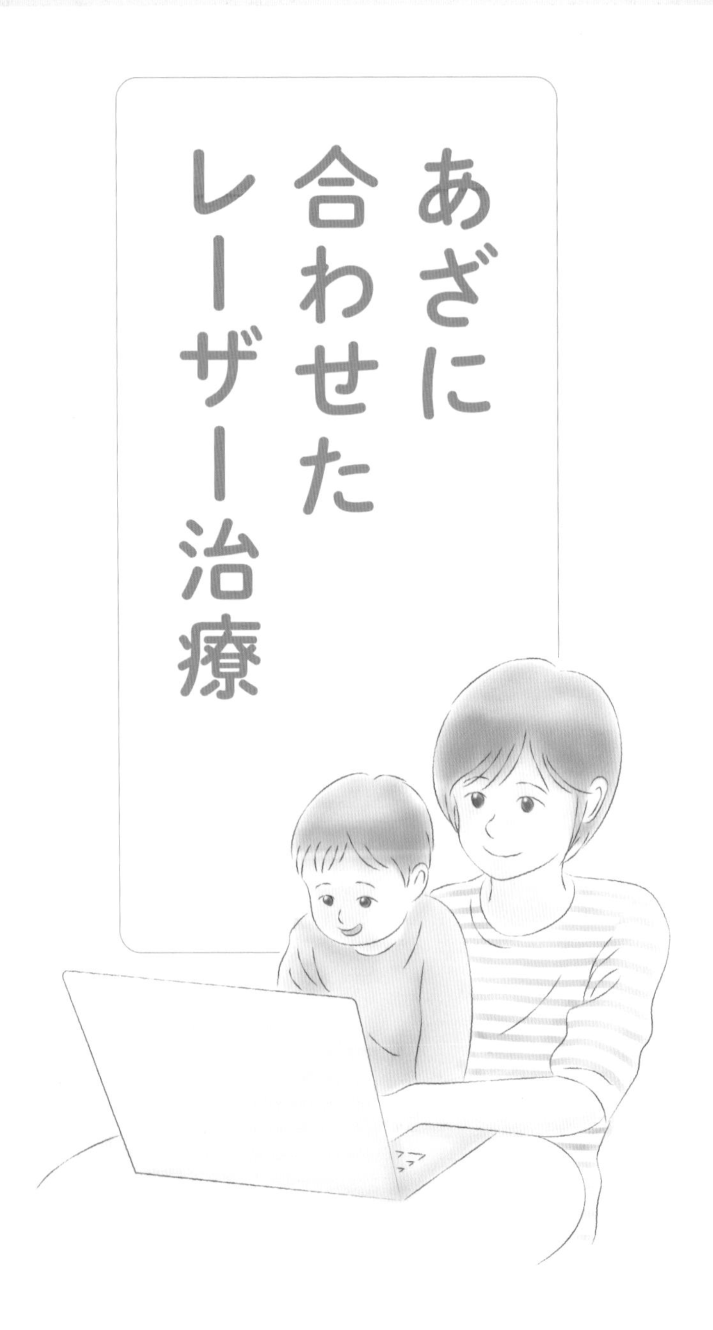

レーザー機器の種類はさまざまで、機器によって発するレーザー光線の波長が異なります。波長の長さで酸化ヘモグロビンやメラニンへの吸収率が変わり、皮膚に届く深さも変わるので、治療に適したレーザーはあざの種類によって異なります。

血管系の赤あざには、血の赤い色をつくる酸化ヘモグロビンに反応する色素レーザーを使用します。メラニン色素系の青あざや茶あざにはメラニンを選択的に破壊するＱスイッチレーザーやピコレーザーを用います。それぞれのレーザーには波長が異なるルビー、アレキサンドライト、ネオジウムヤグ（Ｎｄ：ＹＡＧ）などがあります。

レーザーと波長の関係

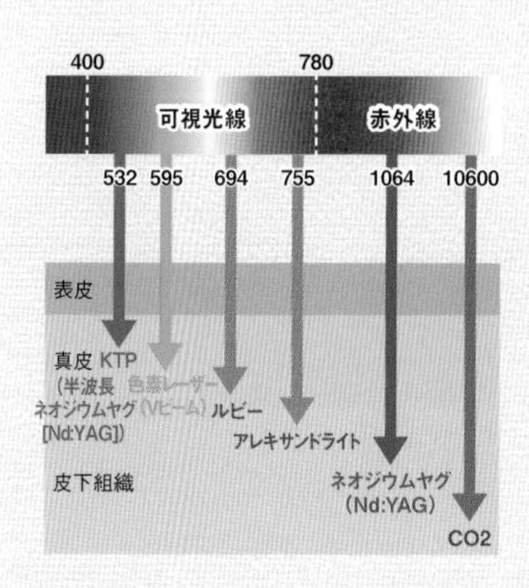

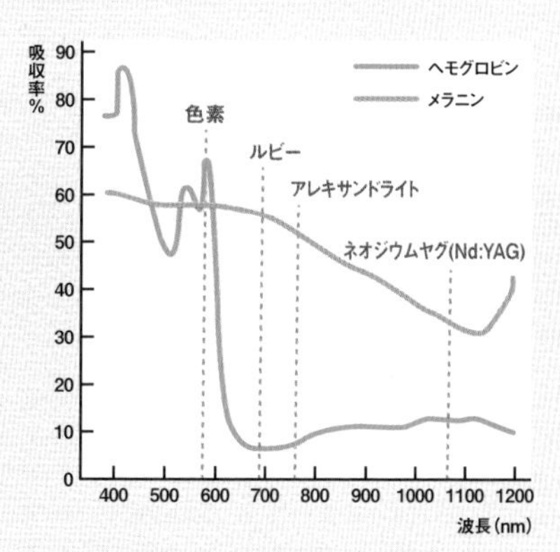

あざ治療は保険適用を受けられる？

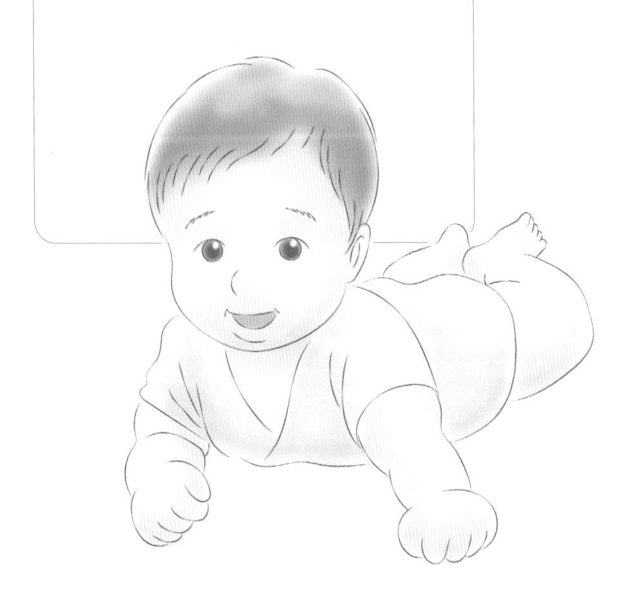

「レーザー治療費用はいくらかかるのだろう……」と不安に思っている方もいるかと思いますが、あざを目立ちにくくする治療は保険適用になることがあります。青あざ（太田母斑、異所性蒙古斑）、茶あざ（扁平母斑）、赤あざ（単純性血管腫、いちご状血管腫）などが保険適用ですが、厚生労働省が認めたレーザー機械を使用して治療を行う保険医療機関に限ります。黒あざに対する手術治療も保険適用です。さらに、自治体が乳幼児にかかる医療費を一部助成する「子ども医療費助成制度」（自治体によって制度名は異なる）も利用できるので、少ない負担で治療を受けることができます。

子ども医療費助成制度とは?

- ☐ 医療機関等で受診するときに支払う保険診療の自己負担金の一部を、都道府県及び市区町村が助成するものです
- ☐ 対象年齢は就学前までの児童が最も多いですが、15歳年度末（中学生）まで対象としている場合もあります
- ☐ 助成額は、通院か入院かによっても変わります

あざが不安なら早めに相談を

幼い患者さんには、あざを「自分だけにあるマークなんだ」と前向きに受け入れる子もいます。私は、人にあざを指摘され精神的負担になる場合は治療をすすめますが、本人が気にしないのであれば、無理に治療する必要はないと考えます。診療では、目を凝らさないと見えないような非常に薄い茶あざを過剰に心配する親御さんが多い印象ですが、あざを個性ととらえる考え方もあるのです。

子どものあざは、自然と目立ちにくくなるものもありますが、太田母斑は自然消失せず、乳児期からのレーザー治療を始めたほうが高い効果を得られます。再発の可能性が高い濃い茶あざも私の経験上、1歳までに治療を始めると6～7割は目立ちにくくできる可能性が高いです。乳児期からの治療と聞いて「赤ちゃんにレーザー治療は痛いのでは」と心配する親御さんもいますが、現在はレーザー機械、治療技術も進化し、ゴムで弾かれたような程度の痛みです。麻酔クリームや麻酔テープを施してからの治療で、特に赤あざ治療用のレーザーは冷たい空気を当て表皮を保護しながら行うため、従来よりうんと痛みが少なく治療を行えます。あざが広範囲の場合は、時間が掛かると患者さんの負担になるため全身麻酔下で照射します。乳児は皮膚の厚みが薄く、日焼けもほぼないためメラニン色素の影響が少なく、レーザーが目的の位置まできちんと届いて、効果が出やすいです。また、身体が小さいうちは照射面積も小さく、治療時間も短くなります。回復力、自然治癒力も高く、傷あとも残りにくいです。ただし、レーザー治療は回数を重ねるほど効果が高くなるわけではなく、やり過ぎると副作用のリスクもあります。

もちろん、すべてのあざに早期治療をすすめるわけではなく、成長とともに目立たなくなるあざは経過観察します。あざによるので一概にはいえませんが、いちご状血管腫で急激に大きく広がる場合や、成長とともに色が濃くなる単純性血管腫、まれに悪性化する巨大色素性母斑のような大きな黒あざなどもあるので、適切な治療時期を見逃さないためにも、一度は専門医を受診したほうが安心です。

CHAPTER

2

赤あざ

乳児血管腫

いちご状血管腫

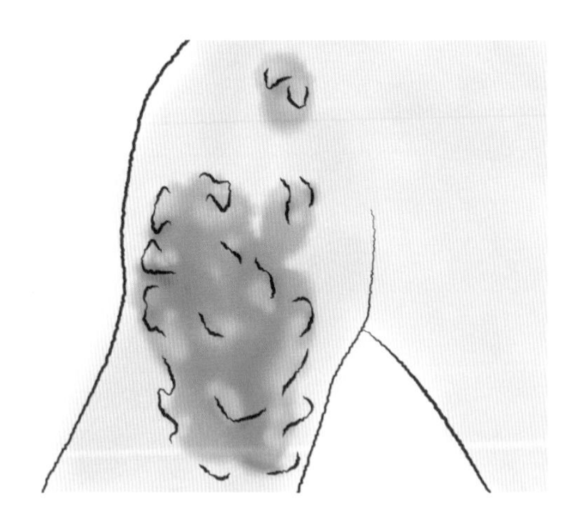

生下時にはなく、生後数週間ほどで湿疹のようなぶつぶつとしたふくらみが現れ、大きくなるのが特徴です。

こんな症状はありませんか?

身体中どこにでも発症し、最初は湿疹のようなピンク色で、生後1歳頃まで赤みやふくらみが増し、時に急激に大きくなることがあります。盛り上がりがほぼない「局面型」、こぶのようにふくらむ「腫瘤型」、皮膚内でなく皮下でふくらむ「皮下型」があります。大きさもさまざまで、数ミリ程度のものから、にぎりこぶしくらいの大きなものまであります。1歳、特に3~7カ月頃までは急速に大きくなる増大期、その後、大きさが変わらない停滞期を経て、3歳を過ぎて小さくなる消退期を迎えます。

治療時期・治療期間について

7歳くらいまでに約75%が消失しますが、急激にあざが大きくなると、ぶよぶよとした皮膚や赤みなどを残すため、血管腫が目立つ場所にある場合は色素レーザー治療を行います。レーザー治療を始める時期は、早いほうが少ない治療回数で済み、治療後の結果も良好なケースが多いです。また目や口まわり、鼻などにあり、大きくなるのが速く機能障害をきたす可能性が高い場合や、皮下型で大きくなるのが速い場合は、レーザー治療では追いつかないため、βブロッカー内服治療を行います。

いちご状血管腫の治療ステップ

Step 1

3カ月(増大期は1～2カ月ごと)に1回、色素レーザー治療を行います。目的は、血管腫の増大を抑えることと色を目立ちにくくすることです。

Step 2

血管腫が大きくなるのが速く、機能障害をきたす可能性がある場合はβブロッカーの内服を行います。

Step 3

増大期を過ぎれば、血管腫の赤色を目立ちにくくすることが目的となります。レーザー治療は3カ月以上の間隔をあけながら行います。

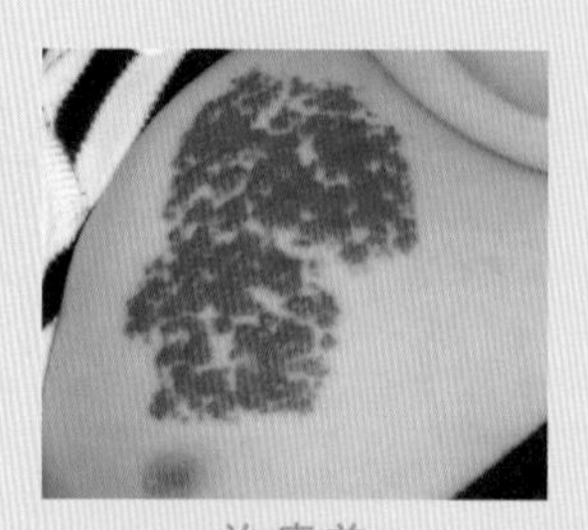

治療前
生後3カ月

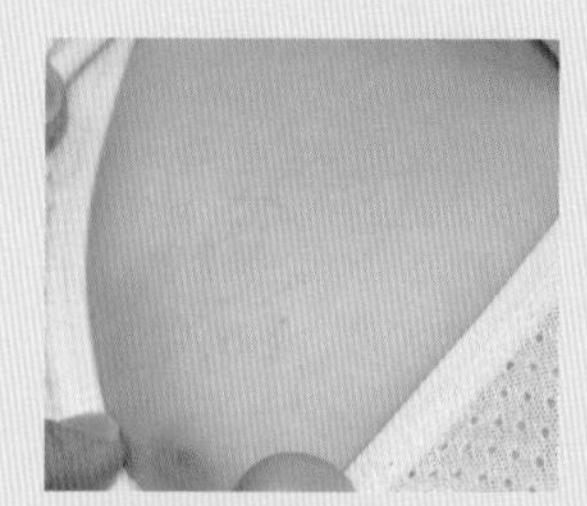

治療後(レーザー5回照射)
1歳6カ月

※回数や治療効果には個人差があります

治療について注意すること

●レーザー治療で一時的に皮膚が内出血をしたような色になったり、腫れたりむくんだりすることがあります。また、治療の合併症で、治りにくい傷や傷あと、色が抜けた白いまだらや、色素沈着などを生じる場合があります。

●レーザー治療期間中はひどく日焼けをしないよう注意してください。治療後の1週間は照射部分に軟膏を塗ります。

●βブロッカー内服治療を行う場合は、副作用として、血圧低下やぜんそくの悪化などを引き起こす可能性があります。

先生からのコメント

いちご状血管腫は、多くの場合、7歳頃までに目立ちにくくなるため、以前は経過観察が当たり前でした。しかし現在は、赤ちゃんにも安全に使用できる色素レーザーが開発されたことで、血管腫が大きくなることを予防し、赤みを目立ちにくくすることが可能となりました。また、βブロッカー内服治療も非常に効果が高い治療です。血管腫が目立ちやすいところにある、大きくなってきて不安な場合は専門医に相談してください。

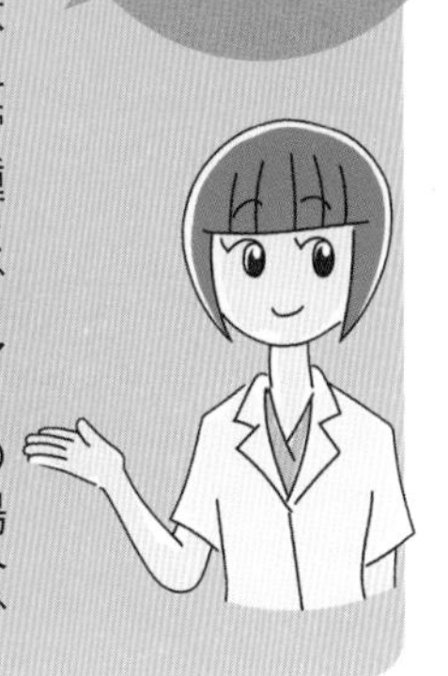

サモンパッチ

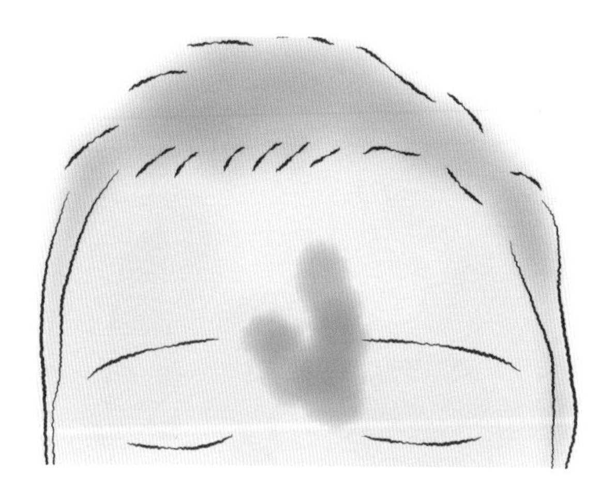

乳児のおでこの真ん中や上まぶたなどにできる赤あざで、新生児の約30%に見られます。

こんな症状はありませんか?

サモンパッチは新生児の約30%に見られ、乳児のおでこの真ん中や、上まぶた、唇の上などによく見られます。

表面が平らで淡紅色をしており、押したりつまんだりすると、一時的に色が消えることが特徴です。また、激しく泣いたり、入浴後など体温が上がったりする場合に、赤みが濃く見えることがあります。

サモンパッチはほとんどの場合、1歳~1歳半頃に自然と目立ちにくくなることが多く、悪性化する可能性はありません。

治療時期・治療期間について

ほとんどが1歳~1歳半頃に目立ちにくくなるため、外来で経過観察をします。

2歳を過ぎても赤みが目立って人から指摘されるような場合は、色素レーザー治療の計画を立てます。3カ月以上の期間をあけながらレーザー治療を行い、通常は1、2回のレーザー治療で赤みが目立ちにくくなることが期待されます。

レーザー治療をし過ぎると、皮膚の色が白く抜ける白抜け(白斑)の合併症を起こす可能性があります。そのため、治療する側の見極めが重要になります。

サモンパッチの治療ステップ

Step 1

1歳～1歳半頃までに赤みが目立ちにくくなるため、赤ちゃん・乳幼児のうちは、外来で経過観察をします。

Step 2

2歳以上になっても、なかなかあざが退色せず、赤みが目立って人から指摘される場合は、色素レーザーを用いた治療を行います。

Step 3

3カ月以上の間隔をあけながらレーザー治療を行います。1、2回の治療で効果が期待できますが、レーザー治療のし過ぎは合併症を引き起こす可能性もあります。

治療について注意すること

●レーザー治療で一時的に皮膚が内出血をしたような色になったり、腫れたりむくんだりすることがあります。また、治療の合併症で、治りにくい傷や傷あと、色が抜けた白いまだらや、色素沈着などを生じる場合があります。

●レーザー治療期間中はひどく日焼けをしないよう注意してください。治療後の1週間は照射部分に軟膏を塗ります。

●患部をこすりすぎると皮膚が茶色くなり、レーザーの副作用が出やすくなる場合があるため、過度にこすらないようにしてください。

先生からのコメント

サモンパッチは、新生児によく見られるあざです。多くが目立ちにくくなるため、外来で経過観察します。なかなか退色せず人から指摘される場合は、慎重にレーザー治療の計画を立てます。泣いたときに出る赤みは少しだけ残ることもありますが、レーザー治療の深追いで白抜けの合併症を起こすので、医師とよく相談することが大事です。小さい頃に治療できず、大人になってもあざが残っている方へのレーザー治療も可能です。

ウンナ母斑

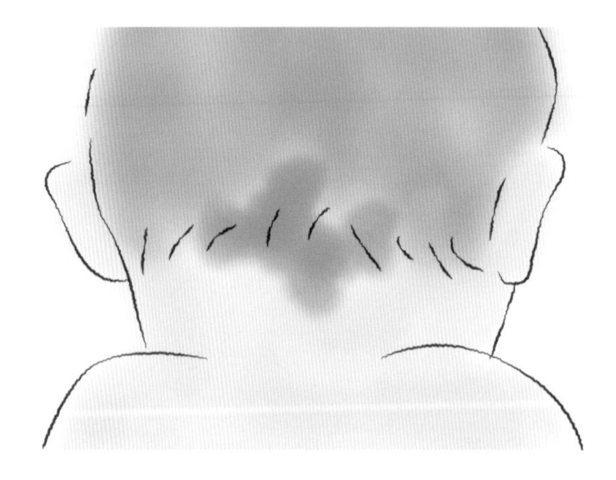

乳児の頭部からうなじにかけてできる赤あざです。
多くは3歳頃までに自然に目立ちにくくなります。

こんな症状はありませんか？

ウンナ母斑は盛り上がりがなく平らで、ピンク、または赤色のあざです。乳児の頭部からうなじにかけて現れます。あざを押すと、一時的に色が消えることが特徴です。

ウンナ母斑は髪に隠れる場合も多いため、あざの存在に気づかない親御さんもいます。

3歳頃までに目立ちにくくなることが多いですが、成人してもうなじにあざが残ることも、時にあります。悪性化する可能性はありませんので、治療を行わない人もいます。

治療時期・治療期間について

3歳頃までに目立ちにくくなることが多いので、外来で経過観察します。

1、2歳頃はまだ髪が生えそろわないため生えそろう3歳頃まで経過を見ます。3歳を過ぎてもうなじなどにあざの色が残り、髪を上げたときに人から指摘されるようであれば、色素レーザーを用いた治療を行います。

髪の中にあるあざは隠れて見えないこと、また脱毛の合併症を起こす恐れがあることから、レーザー治療は行いません。

ウンナ母斑の治療ステップ

Step 1

一般的に3歳頃までに目立ちにくくなることが多く、さらに1、2歳頃はまだ髪が生えそろわないため、外来で経過観察します。

Step 2

3歳を過ぎてもうなじに色が残り、髪をあげたときに人から指摘され気になるような場合は、色素レーザー治療を行います。

Step 3

3カ月以上の間隔をあけながらレーザー治療を行います。髪に隠れる部分は、レーザー治療で脱毛の合併症を起こす可能性があるため、レーザー治療を行いません。

治療について注意すること

●レーザー治療で一時的に皮膚が内出血をしたような色になったり、腫れたりむくんだりすることがあります。また、治療の合併症で、治りにくい傷や傷あと、色が抜けた白いまだらや、色素沈着などを生じる場合があります。

●レーザー治療期間中はひどく日焼けをしないよう注意してください。治療後の1週間は照射部分に軟膏を塗ります。

●患部をこすりすぎると皮膚が茶色くなり、レーザーの副作用が出やすくなる場合があるため、過度にこすらないようにしてください。

先生からのコメント

ウンナ母斑はほとんどが目立ちにくくなるため、外来で経過を見ていきます。うなじのあざがなかなか退色せず、人目が気になる場合はレーザー治療を計画します。頭部は髪の毛で隠れるので、レーザー治療は行いません。それは、副作用で脱毛を起こし、かえって目立ってしまう可能性があるからです。小さい頃に治療できず、大人になってもあざが残っている方へのレーザー治療も可能です。

先天性血管腫・ポートワイン母斑
（単純性血管腫）

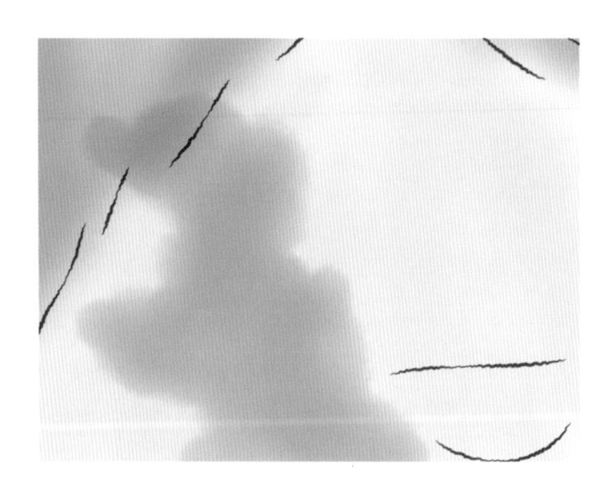

真皮の毛細血管の部分的な異常によってできる
境界がはっきりした赤あざで、生下時から現れます。

こんな症状はありませんか？

生下時から見られ、毛細血管の部分的な異常によってできる進行性の赤あざです。色は明るいピンク色、紅色、レンガ色、紫色などさまざまで、盛り上がりはなく、あざの境界がはっきりしているのが特徴です。

無治療で年齢を重ねると、成長とともに皮膚が厚みを増して紫色でボコボコした皮膚になり、血豆のような血管腫が出てくることがあります。悪性化する可能性はありません。皮膚の厚みが薄い乳児期のうちから治療を始めることで、高い治療効果を期待できます。

治療時期・治療期間について

先天性血管腫・ポートワイン母斑（単純性血管腫）は自然消失しないため、あざが身体の目立つ部位や広範囲にある場合は、早めに治療を開始します。皮膚の厚みが薄い乳児期に治療を開始することで治療効果は高くなります。色素レーザー治療は3カ月以上の間隔をあけながら行います。

ただし、色素レーザー治療で血管の数を減らしたとしても、残った血管の数がまた徐々に増えていく進行性のあざで、色が濃くなることもあるため、成長に伴って長い経過観察が必要となります。

先天性血管腫・ポートワイン母斑（単純性血管腫）の治療ステップ

Step 1

3カ月以上の間隔をあけながら、色素レーザー治療を行います。部位や範囲により、麻酔クリームや麻酔テープを使ったり、全身麻酔下で治療を行います。

Step 2

治療開始時の年齢や状態にもよりますが、5～6回の色素レーザー治療で血管の数を減らすことにより目立ちにくくします。

Step 3

単純性血管腫は、残った血管の数が徐々に増えていく進行性のあざです。増えた血管を減らす予防的レーザー治療も行うので、主治医とは長い付き合いとなります。

治療について注意すること

●レーザー治療で一時的に皮膚が内出血をしたような色になったり、腫れたりむくんだりすることがあります。また、治療の合併症で、治りにくい傷や傷あと、色が抜けた白いまだらや、色素沈着などを生じる場合があります。

●レーザー治療期間中はひどく日焼けをしないよう注意してください。治療後の1週間は照射部分に軟膏を塗ります。

●患部をこすりすぎると皮膚が茶色くなり、レーザーの副作用が出やすくなる場合があるため、過度にこすらないようにしてください。

先生からのコメント

先天性血管腫・ポートワイン母斑（単純性血管腫）は色が変わらない、あるいはむしろ濃くなることがあるため、特に目立つ部位にあざが広範囲に広がっている場合は早い時期からの治療開始をおすすめします。レーザー治療で血管の数を減らすことができても、あざの原因である血管は生命力が強いため、思春期頃まで1年に1回程度は経過を見ていきます。色が濃くなっている場合は、再発予防のためのレーザー治療を行います。

赤あざがきっかけで発見される疾患

発症率は非常にまれですので、さほど心配する必要はありません。

クリッペル・トレノネー・ウェーバー症候群

発症率は5～10万人あたり1～2人と
非常にまれな疾患です。

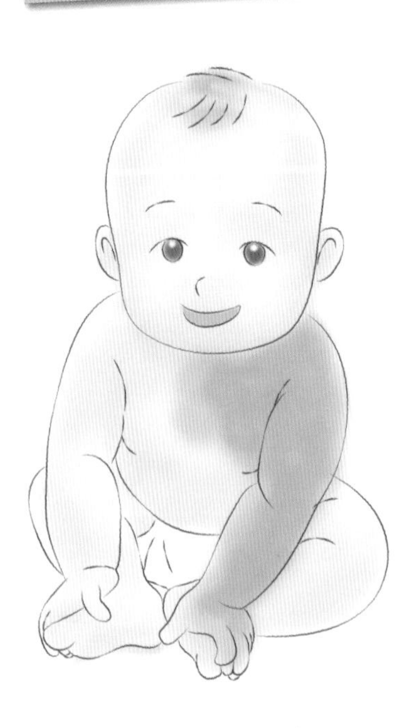

主な症状

1本の上肢または下肢の
ほぼ全体に地図状に
血管腫が広がっている

成長に伴い
手足の大きさや形に
左右差が生じている

骨や軟骨が
肥大化している

脚長差によって
歩きにくい

治療法

症状の程度に合わせて治療方法が変わります。赤あざには早期より色素レーザー治療を行い、深部の血管やリンパ管には血管を固めて増殖を抑える硬化療法や塞栓術などの治療方法が取られます。病変のある部位の変形に対しては形成手術を行います。治療に対して抵抗性があることが多く、小児の整形外科や血管外科、形成外科との連携が必要であり、総合的に経過を見ながら治療を行うことが重要です。

赤あざがきっかけで発見される疾患

発症率は非常にまれですので、さほど心配する必要はありません。

スタージ・ウェーバー症候群

発症率は5万人あたり1～2人と
非常にまれな疾患です。

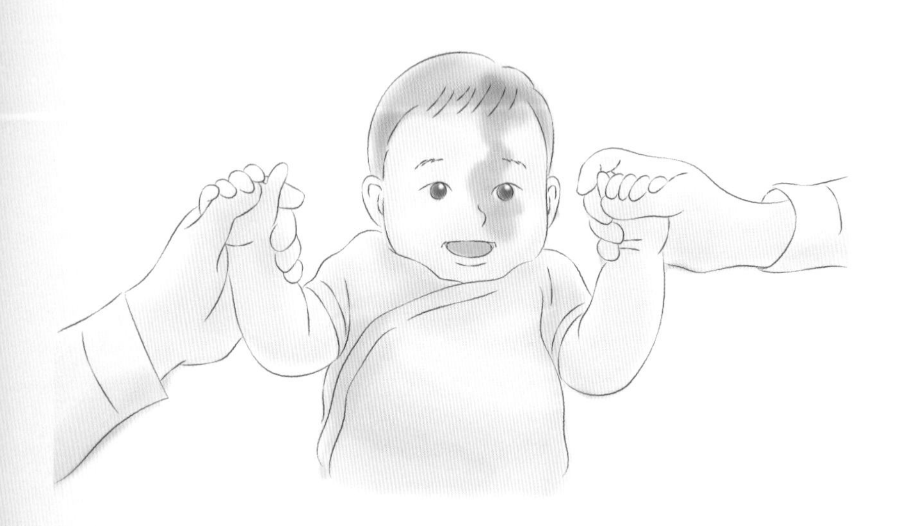

主な症状

緑内障により、
視力や視野障害がある

顔面に赤あざがある。
顔半分、または広い範囲
に現れることが多い

脳内の軟膜血管腫により、
てんかん発作、運動麻痺、精神運動発達遅滞、
知能障害の症状が見られる

治療法

脳内に血管腫ができる病気で、生下時から顔の広い範囲に赤あざが現れることがあり、緑内障の症状も発症します。赤あざにはレーザー治療を行いますが、脳内の血管腫によっててんかん発作が起きるため、抗てんかん薬の服用や脳神経外科での手術が必要になることもあります。緑内障には点眼薬治療や手術を行います。小児科、眼科、形成外科、脳外科と連携し、総合的に経過を見ながら治療を行うことが重要です。

赤あざの治療法

レーザー

血管の拡張や増殖が原因の赤あざは、血管を流れる赤血球のなかの赤色（酸化ヘモグロビン）に熱をため込む色素レーザーを使って治療します。冷たい空気を当てて表皮を保護しながら照射をするので痛みは少ないです。あざが広範囲になれば治療時間が長くなるので、麻酔クリームを塗ったり全身麻酔下で治療を行います。いちご状血管腫（乳児血管腫）は7歳くらいまでに約75％が分かりにくくなりますが、目立つ場所にあり、急激にあざが大きくなる場合はレーザーや飲み薬の治療を行います。サモンパッチは2歳頃、ウンナ母斑は3歳頃までに目立ちにくくなるので経過観察しますが、赤みが残って目立ち人から指摘される場合には、色素レーザー治療の計画を立てます。先天性血管腫・ポートワイン母斑（単純性血管腫）は色素レーザー治療で血管の数を減らしても、残った血管の数が徐々に増えるため、長い経過観察が必要です。色素レーザーによる治療は基本的に3カ月以上の間隔をあけながら、数回行います。

最新の色素レーザー治療器「VビームII」「Vビームプリマ」

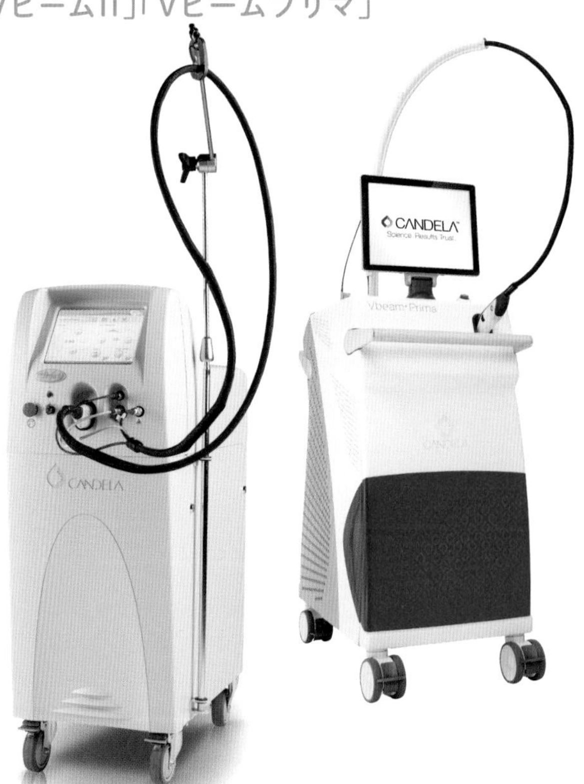

赤あざのレーザー治療には血管を流れる赤血球の中の赤色（酸化ヘモグロビン）に熱をため込む色素レーザーを使います。「Vビーム」が世界中で最も親しまれている色素レーザーで、さらに性能が良くなったのが「VビームⅡ」「Vビームプリマ」です。痛みが軽減され、やけどなどの合併症も少なく、短時間で治療が行えるようになりました。

赤あざ（いちご状血管腫）の治療法

内服薬

いちご状血管腫は、感覚器である鼻や口、まぶた、耳のまわりなどにできると、発育、発達や機能の障害につながる可能性があります。そのため、急激に大きくなる場合は、レーザー治療だけでは追いつかず、βブロッカー内服治療を行います。

以前は、いちご状血管腫に対する治療として日本では適応する薬がなく、ステロイド薬、インターフェロンなどを用いた治療が行われていましたが、これらは副作用や乳児の発育に対して影響をおよぼす懸念がありました。しかし、2016年からβブロッカーが保険適用となりました。

服用を開始するにあたり、数日入院して心拍数や血圧などの検査を行い、治療開始前後で副作用（低血圧や血糖値低下など）がないことを確認しながら内服治療を進めます。早ければ数日ほどで効果が見られ始め、多くは半年～1年内服を継続して経過を見ます。

いちご状血管腫に有効な「βブロッカー」

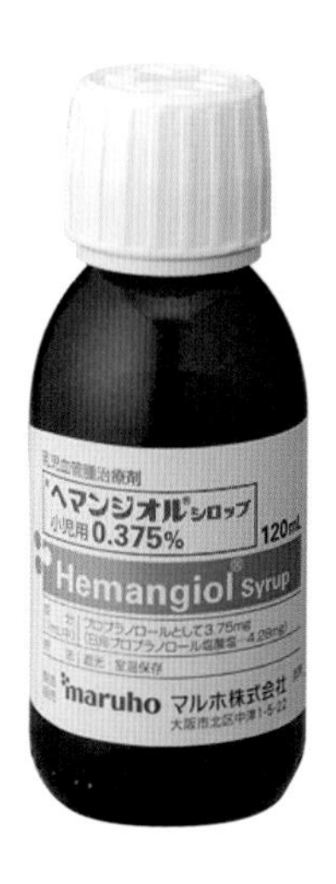

βブロッカーはもともと、高血圧や狭心症など心臓の病気に対する薬でした。2008年にアメリカでいちご状血管腫への効果が報告され、日本では2016年からβブロッカー内服治療が保険適用となりました。シロップ状の薬で、低血圧などの副作用があるため経過観察が必要です。眼瞼や口周り、鼻部など機能障害をきたしそうな部位かつ増殖スピードが速い場合、または皮下型かつ増殖スピードが速い場合は、皮膚外表面からのレーザー照射のみでは追いつかないのでβブロッカー内服治療を優先します。

赤あざの治療法

費用

赤あざのための色素レーザー治療とβブロッカー内服治療は、保険適用で治療ができます。レーザー治療は3カ月以上に1回の保険による治療が認められており、費用目安はあざの大きさ（面積）によりますが、全額負担で、大きさが10㎠までは2万1700円、20㎠までは2万6700円（表参照）で、実際に窓口で支払う額は保険の種類により、その額の0～3割負担となります（医療報酬改定により費用が変動する可能性はあります）。

また、小学校就学前の乳幼児の場合、「子ども医療費助成制度」によって負担をさらに少なくすることができます。各自治体によって「小児医療費助成制度」「乳幼児等医療費助成制度」など制度名は異なりますが、お住まいの自治体で手続きをすれば、負担する医療費が3割より抑えられたり、あるいは無料になる可能性もあります。対象年齢や助成条件は各自治体によって異なるため、各自治体の窓口でご確認ください。

面積と費用

面積	費用目安（保険適用前）
10㎠まで	21,700円
20㎠まで	26,700円
30㎠まで	31,700円
40㎠まで	36,700円

※上記費用のほかに初・再診料、麻酔代金、処方箋料等の基本の保健医療費が必要になります。
※10㎠ごとに5,000円が加算され、上限は106,700円です（保険適用前）。
※医療報酬改定により費用が変動する可能性はあります。

column

01

バースマーク

生まれつきあるあざは、「バースマーク」とも呼ばれます。欧米では、バースマークのある赤ちゃんは「天使にキスマークを付けられて生まれてきた」と言われ、あざは祝福の証とされています。また、前世からの記憶を表している、バースマークを通じて前世からの伝言を伝えているなどの説もあります。私の患者さんのなかにも、先入観のない幼い子どもは、「自分にだけあるマークなんだ」と言ってあざを見せてくれます。「そのあざはおかしいよ」「あざがあってかわいそう」などと大人（特に親御さん）が言ってしまうと、子どもはあざをおかしいものだ、自分はかわいそうな子だと認識するかもしれません。あざは自分だけに与えられたしるしととらえると、あざとの付き合い方も変わってくるように思います。

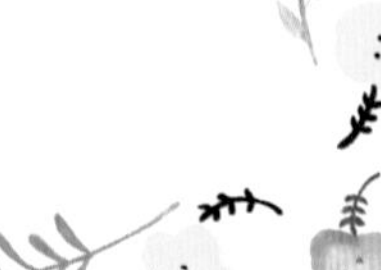
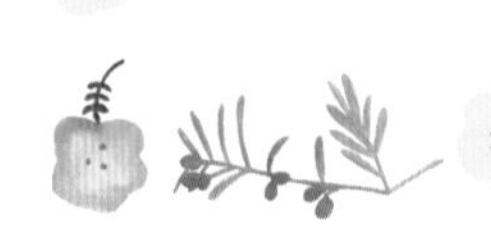
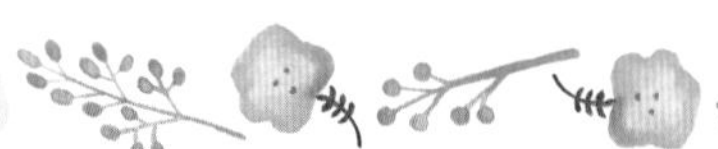
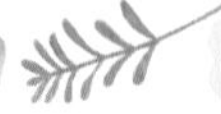

CHAPTER 3

青あざ

太田母斑

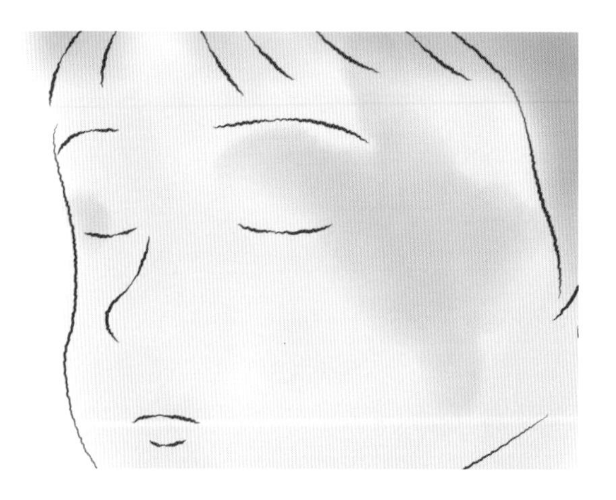

顔に現れる青あざです。生下時よりあることが多いですが、思春期に現れる後天性もあります。

こんな症状はありませんか？

目のまわりや白目、頬、こめかみ、額、鼻、耳など三叉神経領域に現れるあざです。多くは片側のみですが、両側に現れることもあります。あざが自然消失することはなく、メラニンの深さによって青灰色～青～黒～褐色と見える色が変わります。

生下時または乳児期に発症することが多いですが、思春期にはっきりと現れる場合もあります。

まれに乳児期に治療をしても、思春期になってあざが再発することもあります。悪性化する可能性はありません。

治療時期・治療期間について

自然に消えることはなく、また目立つ場所に現れることが多いことから、精神的な負担になる可能性があるため、レーザー治療を行います。レーザー治療は、皮膚の厚みが薄い乳児期から治療するほうが効果は高いです。また、繰り返しレーザー治療を行うことであざは目立ちにくくなります。

太田母斑の治療では、Qスイッチレーザーやピコレーザーで過剰なメラニン色素を壊す治療を行うのですが、基本的には3～6カ月の間隔をあけて、レーザー治療を繰り返し行います。

太田母斑の治療ステップ

Step 1

麻酔クリームや麻酔テープを使う、あるいは全身麻酔下で治療を行います。3カ月以上の間隔をあけながら、レーザー治療を行います。

Step 2

Qスイッチレーザーやピコレーザーを使用し、あざの深さや範囲に応じて、複数回の治療を行うことで、少しずつ色が目立ちにくくなっていきます。

Step 3

3〜6カ月の間隔をあけながら3〜5回程度、繰り返しレーザー治療を行います。皮膚の厚みが薄い乳児期であれば、高い治療効果を期待できます。

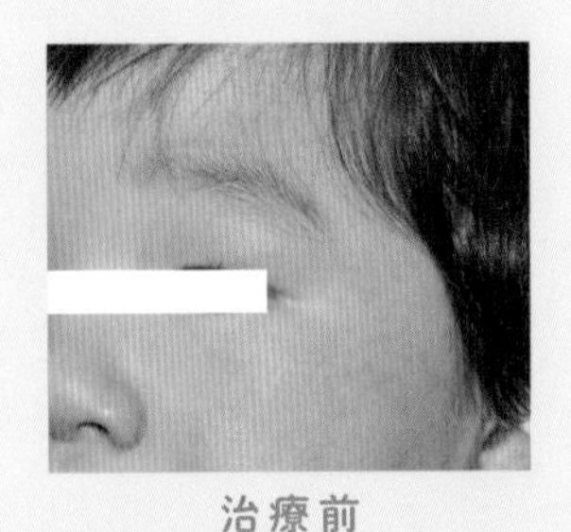

治療前
生後6カ月

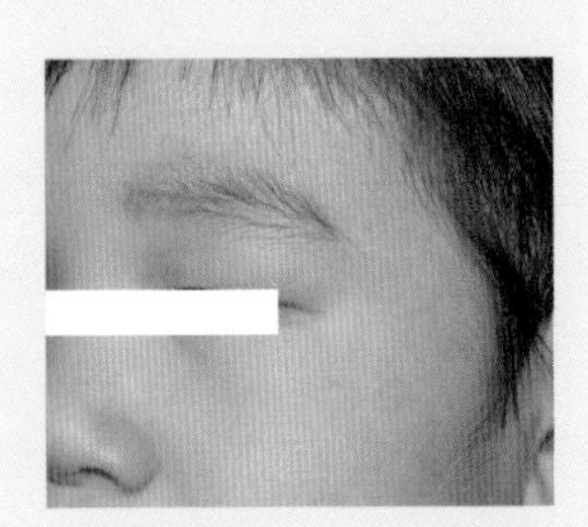

治療後（レーザー3回照射）
2歳9カ月

※回数や治療効果には個人差があります

治療について注意すること

●レーザー治療の合併症で、治りにくい傷や傷あと、色が抜けた白いまだらや、色素沈着などを生じる場合があります。

●レーザー治療期間中はひどく日焼けをしないよう注意してください。治療後の2週間は照射部分に軟膏を塗ります。

●患部をこすりすぎたり、患部が日焼けし過ぎたりすると、皮膚が茶色く色素沈着を起こして、レーザー治療の効果が出にくく、副作用が出やすい場合があります。そのため、患部を過度にこすらないように注意してください。

先生からのコメント

顔に青あざが現れる太田母斑は、本人、親御さんともに心配することも多いため、早期治療をおすすめしています。レーザー機器や技術の進歩により、3カ月以上の間隔で3~5回程度の継続的な治療をすることで、あざを目立ちにくくすることができるようになりました。幼少期に治療ができず、大人になって青あざが残っている方も、皮膚の厚みがあるため治療回数はかかりますが、レーザー治療が可能です。

異所性蒙古斑

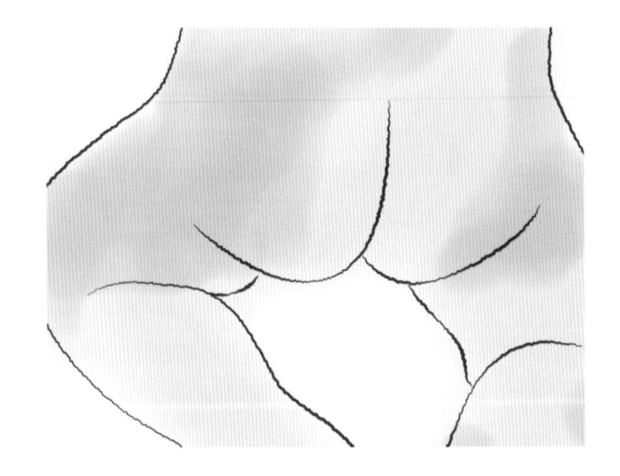

お尻にできる蒙古斑が、体のほかの部位に青あざとして生じたものです。大半は学童期までに目立ちにくくなります。

こんな症状はありませんか?

蒙古斑は、生後1週~1カ月頃までの赤ちゃんのお尻や腰に現れる青あざで、日本人のほぼ100%に見られます。6歳頃までに目立たなくなるため問題になることはありません。まれにお尻や腰以外に青あざが現れることがあり、そのような青あざは「異所性蒙古斑」と呼びます。

異所性蒙古斑の大半は、学童期までに目立たなくなるので、経過観察が基本となります。ただし、色が濃いものは大人になっても残ることがあります。悪性化する可能性はありません。

治療時期・治療期間について

安易にQスイッチレーザーやピコレーザー治療を行うと、白ぬけのリスクが高まり、かえって目立つことになる可能性があります。そのため、あざの色を見ながら治療に適切な時期、使うレーザーの種類を見極めます。

異所性蒙古斑は1歳~小学生頃までに治療を行えば、目立ちにくくすることができます。あざが目立つ場所にあり、人から指摘されることで本人、親御さんともにストレスを感じる場合は、レーザー治療を計画します。

異所性蒙古斑の治療ステップ

Step 1

1歳までに色が薄くなることが多いため経過観察します。目立つ部位にあり、1歳を過ぎても色が変わらず濃い場合は、レーザー治療を行います。

Step 2

麻酔クリームや麻酔テープを使う、あるいは全身麻酔下で治療します。濃さや範囲に応じた複数回の治療で、少しずつ色が目立ちにくくなります。

Step 3

3〜6カ月の間隔をあけながら3〜5回程度のレーザー治療を行います。1歳〜小学生頃までに治療すれば、目立ちにくくすることができます。

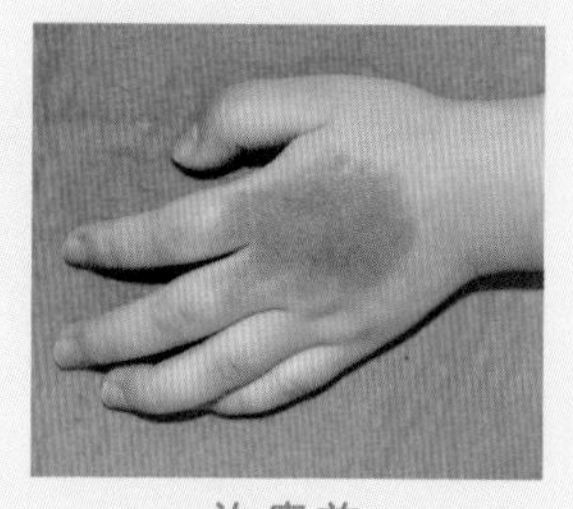

治療前
3歳

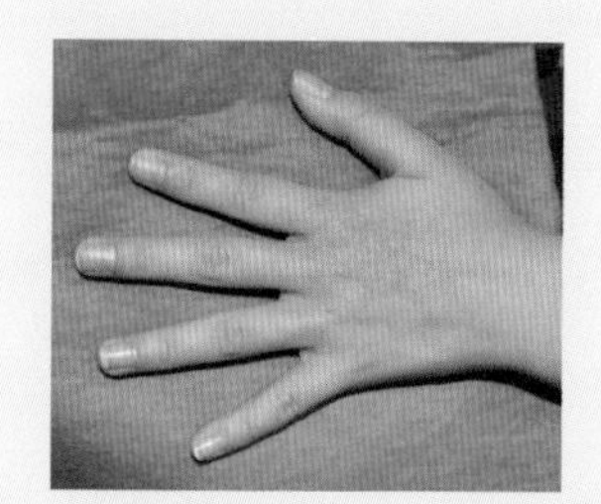

治療後（レーザー4回照射）
4歳6カ月

※回数や治療効果には個人差があります

治療について注意すること

●レーザー治療の合併症で、治りにくい傷や傷あと、色が抜けた白いまだらや、色素沈着などを生じる場合があります。

●レーザー治療期間中はひどく日焼けをしないよう注意してください。治療後の2週間は照射部分に軟膏を塗ります。

●患部をこすりすぎたり、患部が日焼けし過ぎたりすると、皮膚が茶色く色素沈着を起こして、レーザー治療の効果が出にくく、副作用が出やすい場合があります。そのため、患部を過度にこすらないように注意してください。

先生からのコメント

よく「蒙古斑だから消えますよね？」と聞かれますが、すべてが自然に目立たなくなるわけではありません。色が薄いものはその可能性が高いですが、濃いものは、成人になっても残ることがあります。もし、あざが見える部位にあり、消えるか不安な場合は、専門医を受診してください。幼少期に治療ができず、大人になっても青あざが残っている方も、皮膚の厚みがあるため治療回数はかかりますが、レーザー治療が可能です。

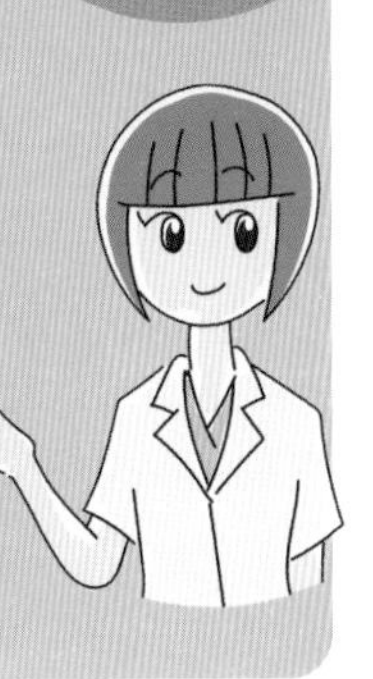

青色母斑

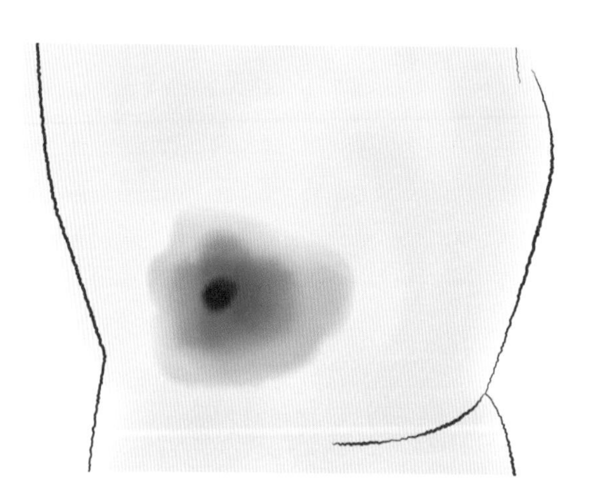

厚みがある濃い青あざで、青みがかった「ほくろ」
として認識されることが多いあざです。

こんな症状はありませんか?

青色母斑は、皮膚の深い所に青色母斑細胞というメラニンをもった細胞が増殖することによってできる青あざで、顔面や手の甲、手首、足の甲、足首などに多く発生し、盛り上がりがあり、触るとやや硬い感触がします。

一般的に青色母斑が多く見られるのは思春期以降ですが、赤ちゃんや幼児の体に現れることも少なくありません。

青色母斑は自然に目立たなくなることはなく、大きなものは、まれに増大して悪性化する可能性もあるので、注意が必要です。

治療時期・治療期間について

半径1cm以下の小さな母斑の場合は、悪性化することが少ないため、外来で経過観察します。ただし、青色母斑は、自然に目立たなくなることはありません。顔や手足など目に見える場所に発生することが多いので、精神的負担を感じる場合や不安な場合は専門医に相談しましょう。

大きくならない青色母斑であればQスイッチレーザーやピコレーザーによるレーザー治療を行います。しかし、厚みがあったり、大きくなったりしているものは切除手術を行います。

青色母斑の治療ステップ

Step 1

半径1㎝以下の青色母斑の場合は、外来で経過観察します。ただし、母斑が目立つ場所にあり不安な場合は、専門医に相談してください。

Step 2

目立つ部位にあり、厚みがなく、大きくならない母斑は、Qスイッチレーザーやピコレーザーでレーザー治療を行います。

Step 3

大きくなる傾向にあるもの、また厚みがある母斑に対しては切除手術を行います。なお、青色母斑は、自然に目立たなくなることはありません。

治療について注意すること

- レーザー治療の合併症で、治りにくい傷や傷あと、色が抜けた白いまだらや、色素沈着などを生じる場合があります。
- レーザー治療期間中はひどく日焼けをしないよう注意してください。治療後の2週間は照射部分に軟膏を塗ります。
- 患部をこすりすぎると皮膚が茶色くなり、レーザーが効きにくく、副作用が出やすい場合があるため、過度にこすらないようにしてください。
- 切除手術を行った部位は傷あとが残ります。

先生からのコメント

青色母斑は乳児期は平らで、一見すると異所性蒙古斑に見えることもあります。青みがかった「ほくろ」として認識されることも多く、盛り上がりがあり、触ると硬い感触がします。悪性化することは少ないので、経過を見ていきますが、顔や手の甲など目立つ場所にできてしまうこともあり、親心として は幼少期のうちに目立ちにくくしてあげたいと思うのは当然のことです。遠慮せず、専門医に相談してみてください。

青あざの
治療法

レーザー

メラニン色素が増えてできる青あざは、Qスイッチレーザーやピコレーザーで過剰なメラニン色素を壊す治療を行います。異所性蒙古斑は、一定期間を過ぎても目立たなくならない、または目立つ部位にある場合はレーザー治療を計画します。太田母斑は顔という目立つ場所に現れ、精神的な負担になる可能性があるため、早期よりレーザー治療を行います。

レーザー治療を行う場合、基本的には3～6カ月の間隔をあけ、麻酔クリームや麻酔テープを貼る、あるいは全身麻酔下で治療を行い、繰り返しレーザー治療を行うことで少しずつあざを目立ちにくくします。ただし、異所性蒙古斑については、安易にレーザー治療をすると白ぬけのリスクが高まり、かえって目立つことがあるため、青あざの色を見ながら治療に適切な時期、使用するレーザーの種類を見極めます。

幼少期に治療できず、大人になって青あざが残っている方にも、治療回数はかかりますが、レーザー治療が可能です。

メラニンを壊す
ピコレーザー

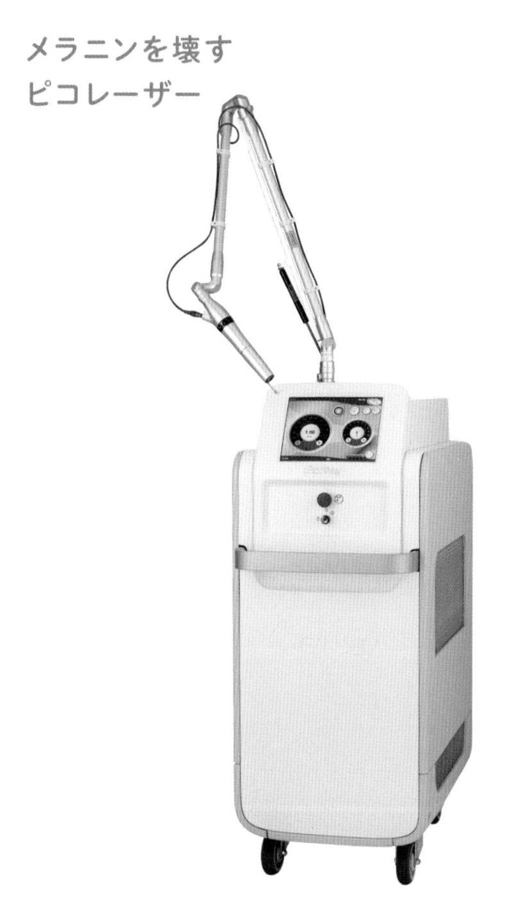

Qスイッチレーザーやピコレーザーはメラニン色素に反応するレーザーで、波長によって、半波長ネオジウムヤグレーザー（532nm）、ルビーレーザー（694nm）、アレキサンドライト（755nm）、ネオジウムヤグレーザー（1064nm）の4種類があります。病変の色や深さに合わせて選びます。

青あざの
治療法

費用

太田母斑や異所性蒙古斑、青色母斑など青あざのためのQスイッチレーザーやピコレーザー治療は、厚生労働省が承認したレーザー機器を用いれば保険適用で治療ができます。3カ月以上に1回の保険による治療が認められており、費用目安はあざの大きさ（面積）や数（部位）によりますが、大きさが4㎠までは2万円、4～16㎠までは2万3700円（表参照）で、実際に窓口で支払う額は保険の種類により、その額の0～3割負担となります（医療報酬改定により費用が変動する可能性はあります）。

また、小学校就学前の乳幼児の場合、「子ども医療費助成制度」によって負担をさらに少なくすることができます。各自治体によって「小児医療費助成制度」「乳幼児等医療費助成制度」など制度名は異なりますが、お住まいの自治体で手続きをすれば、負担する医療費が3割より抑えられたり、無料になる可能性もあります。対象年齢や助成条件は各自治体によって異なるため、各自治体の窓口でご確認ください。

面積と費用

面積	費用目安（保険適用前）
4㎠まで	20,000円
4～16㎠まで	23,700円
16～64㎠まで	29,000円
64㎠以上	39,500円

※上記費用のほかに初・再診料、麻酔代金、処方箋料等の基本の保健医療費が必要になります。
※部位が異なればそれぞれの部位での面積での算出になります（たとえば背部と腹部など）。
※医療報酬改定により費用が変動する可能性はあります。
※レーザーの種類により保険適用の回数は異なります。

column

02

コウノトリのくちばしのあと

赤ちゃんの後頭部からうなじにかけてよく見られる「ウンナ母斑」は、生まれながらの赤あざで、「コウノトリのくちばしのあと」と表現されることがあります。昔から「赤ちゃんを運んできてくれる鳥」といえばコウノトリ。そのコウノトリが絶対に赤ちゃんを落としてはいけないと、大切に大切に運んできてくれたから、くちばしのあとがついている。とても心温まる言い伝えだと思います。ウンナ母斑の多くは成長とともに目立たなくなるので、心配することはありません。髪の毛が生えそろう3歳頃を過ぎても、目立つようであれば、数回の色素レーザー治療で目立ちにくくすることができます。うなじの赤あざは、子どもがお母さんに会うためにもらった幸せの証なのかもしれません。

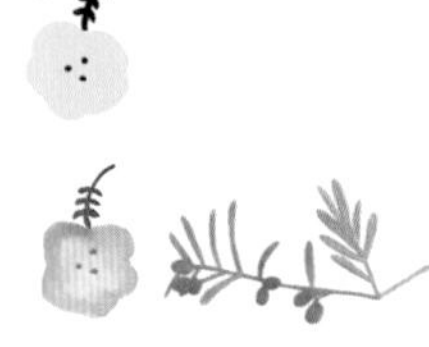
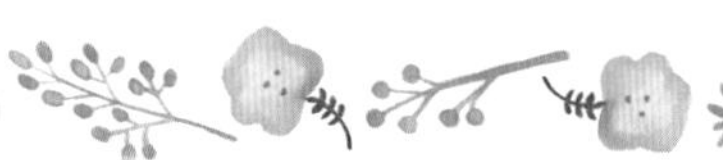

CHAPTER 4

茶あざ

扁平母斑・
ベッカー母斑

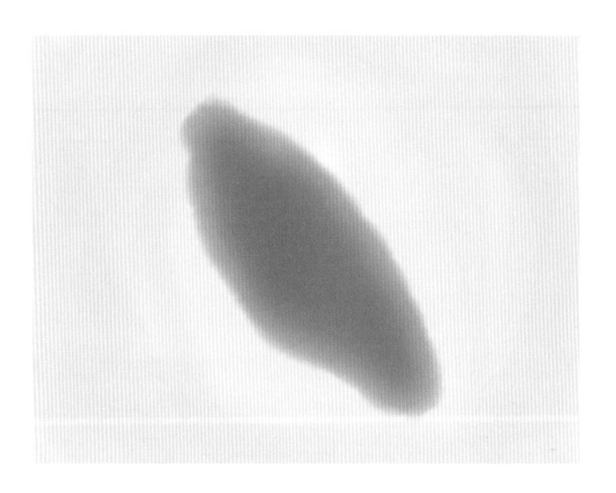

表皮内にメラニンが増えてできる茶色のあざで、
生下時からあるものがほとんどです。

こんな症状はありませんか？

扁平母斑は、平らな茶あざです。生下時からあることが多いですが、思春期になってから発症する「遅発性扁平母斑」というタイプもあります。

あざの中に毛が生えることもあり、肩にできる毛の生えた遅発性扁平母斑は「ベッカー母斑」と呼びます。

扁平母斑は自然に目立たなくなることはないですが、悪性化する可能性もありません。また、一見おとなしそうなあざに見えますが、レーザー治療が効きにくく、再発率の高いあざです。

治療時期・治療期間について

あざのある場所やあざの大きさ、色の濃さなどを見て、Qスイッチルビーレーザー治療を行うかを判断します。目立つ所にあって精神的ストレスの高いもの、社会生活に支障をきたすものなどの場合は治療しますが、色が薄く小さいもの、他人から指摘されない場所にあるものは、治療の対象になりません。早期治療は効果が高いですが、再発しやすい性質です。

経験上、1歳までに治療を行えば6～7割は目立ちにくくなりますが、成人してから治療した場合は約8割が再発します。

扁平母斑・ベッカー母斑の治療ステップ

Step 1

Qスイッチルビーレーザーで治療を行います。範囲が広い場合は、麻酔クリームや麻酔テープを使う、あるいは全身麻酔下で治療を行います。

Step 2

複数回の治療で、少しずつ色が目立ちにくくなることが多いですが、再発しやすいので、色が完全に戻る場合はレーザーの種類の変更も考えます。

Step 3

Qスイッチルビーレーザーのみ、2回まで保険適用です。なお、毛の生えたベッカー母斑は、脱毛レーザーを組み合わせる複合治療を行います。

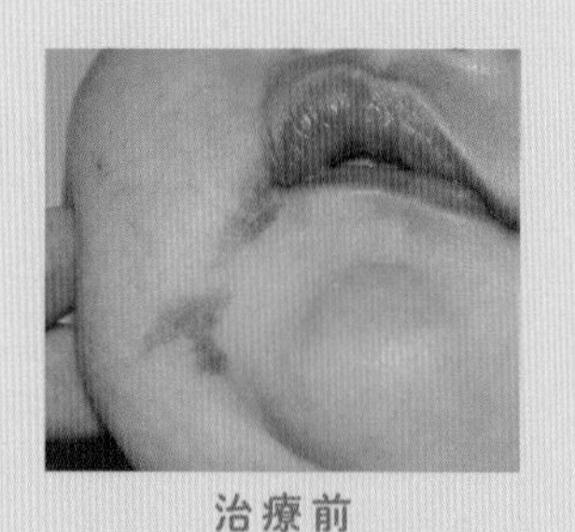

治療前
生後3カ月

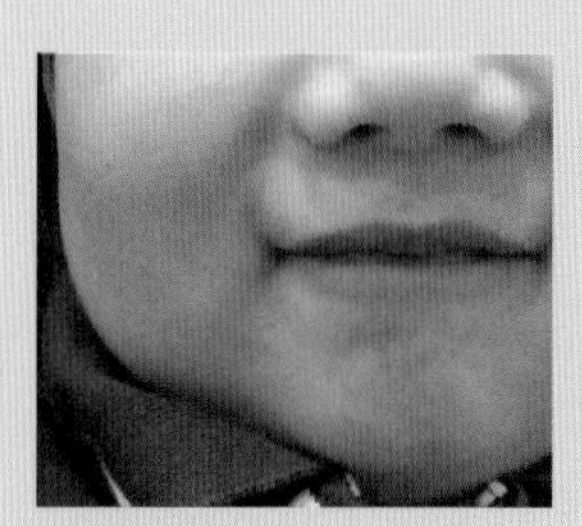

治療後（レーザー1回照射）
3歳3カ月

※回数や治療効果には個人差があります

治療について注意すること

●レーザー治療の合併症で、治りにくい傷や傷あと、色が抜けた白いまだらや、色素沈着などを生じる場合があります。

●レーザー治療期間中はひどく日焼けをしないよう注意してください。治療後の2週間は照射部分に軟膏を塗ります。

●レーザーを照射することによって、治療効果が表れやすい部位と、色素が再発する部位が混在して皮膚の色がまだらになることがあります。

●患部は過度にこすらないようにしてください。

先生からのコメント

ほかのあざに比べて茶あざは、社会生活で人から指摘されることは少ないです。目立つ部位にあり色が濃い場合はレーザー治療を計画しますが、非常に再発しやすく、私を含めレーザー治療医をとても悩ませるあざです。色が薄い、または洋服で隠れる所にあるあざは、無理にレーザー治療すると白抜けやまだらなどになり、かえって目立ちやすくなることもあります。治療すべきかどうかは主治医とよく話し合ってください。

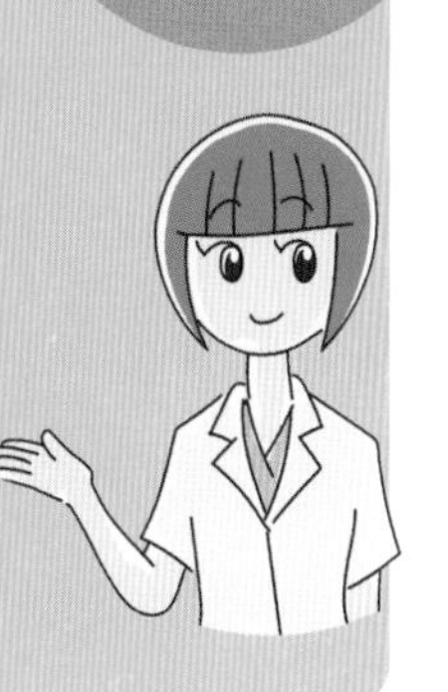

表皮母斑

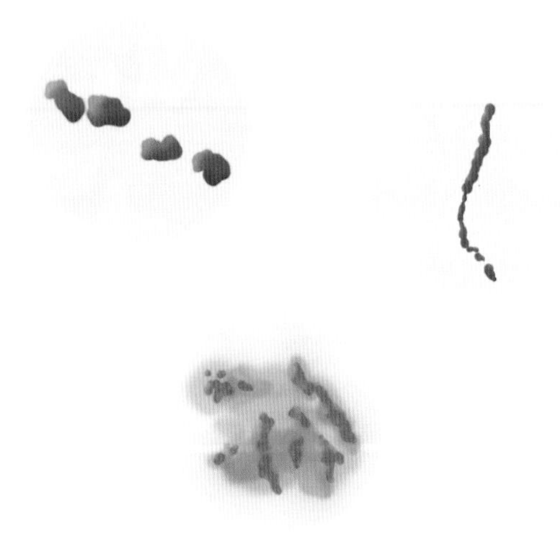

ぶつぶつと盛り上がった茶あざです。イボ状、線状、帯状、広範囲に現れるものがあります。

こんな症状はありませんか？

表皮の細胞が異常に増えて盛り上がった、厚みのある茶あざです。生下時、または幼少期から見られます。自然に目立たなくなることはないですが、悪性化することもありません。

表皮母斑は、特徴によっていくつかのタイプに分けられます。あざが固まって存在し、１カ所か、あるいはさまざまな所に発生する「疣状母斑」、手足や体幹に線状に並ぶ「列序性母斑」と「線状母斑」のほか、硬い淡紅茶色で強いかゆみを伴う「炎症型」があります。

治療時期・治療期間について

あざが目立つ場所にあり人から指摘される場合は、治療を計画します。あざが小さければ切除手術、広範囲であれば皮膚移植手術や皮膚を引き伸ばしながらの手術を行います。

手術後は再発することは少ないですが、傷あとが残ります。また、皮膚移植ができる範囲を超えている、傷あとが長くなるなどで手術が難しい場合、レーザーやグラインダーという機械を用いて、少しずつ皮膚を削っていく治療を行いますが、再発しやすいです。

表皮母斑の治療ステップ

Step 1

あざの状態に合わせて、適した治療法を選びます。状態によっては経過観察をします。
目立つ場所にあって治療が必要な場合は、局所麻酔、あるいは全身麻酔下で治療を行います。

Step 2

手術の場合は、切除して縫い寄せたり、範囲が広ければ皮膚移植手術や皮膚を引き伸ばしながらの手術を行います。大きさに応じて数回の手術が必要になります。

Step 3

レーザーやグラインダーで皮膚を少しずつ削る治療を行う場合、数回にわたる治療で、あざを目立ちにくくしていきます。なお、再発の可能性はあります。

治療について注意すること

●切除手術や皮膚を引き伸ばしながらの手術を行った場合、手術あとが残ります。

●レーザー治療を行う場合は、あざの性格上、再発する可能性が高いため、十分に理解したうえで治療にのぞんでください。また、治療の合併症で、治りにくい傷や傷あと、色が抜けた白いまだらや、色素沈着などを生じる場合があります。

●レーザー治療期間中はひどく日焼けをしないよう注意してください。治療後の2週間は照射部分に軟膏を塗ります。

先生からのコメント

表皮母斑を確実になくす方法としては、「病変部を切除する」手術に勝るものはありません。ただし、縫い寄せた手術あとが線として残ったり、皮膚移植した部位が目立つこともあります。範囲が広い場合は、レーザーやグラインダーで皮膚を少しずつ削っていく「皮膚剥削術」を行いますが、限られた病院でしか治療を行っていないのが現状です。表皮母斑が目立つ所にあれば、早いうちに専門医に相談してください。

茶あざがきっかけで発見される疾患

発症率は非常にまれですので、さほど心配する必要はありません。

レックリングハウゼン病（神経線維腫症I型）

発症率は約3000人あたり1人、
日本での患者は4万人程度と推定されます。

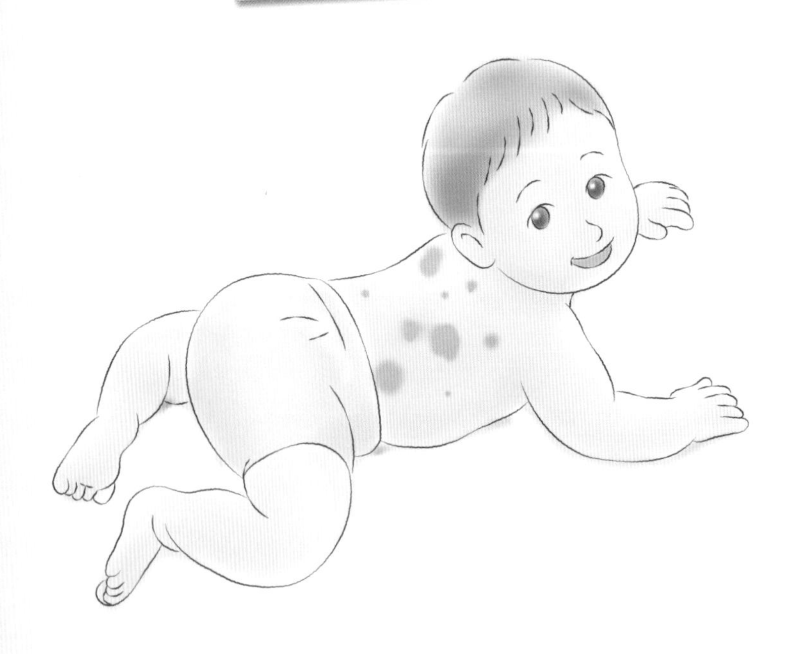

主な症状

家族や血縁にも
似たような症状がある

大きなあざが
ふくらんできている

生まれつき茶褐色で5㎜以上の
茶あざ（カフェオレ斑）が6個以上ある

治療法

目立つ場所にある皮膚症状に対しては、対症療法を行います。茶あざ（カフェオレ斑）にはレーザー治療を行い、皮下にできる柔らかい腫瘍は手術で切除します。再発も多く、ごくまれに皮下腫瘍が悪性化することもあるので長く経過を見ながら治療を行うことが重要です。発達や骨の成長に障害をきたす場合は、小児科や整形外科でも成長の経過を追う必要があります。

扁平母斑・ベッカー母斑の治療法

レーザー

扁平母斑やベッカー母斑は、ほかのあざに比べてレーザー治療が効きにくく、再発率の高いあざです。目立つ所にあり精神的ストレスがある場合や、社会生活に支障をきたす場合は治療対象となりますが、色が薄く小さいもの、他人から指摘されない場所にあるものは、治療の対象になりません。まだらになり、かえって目立ちやすくなる可能性もあるからです。

Qスイッチルビーレーザーを使い、麻酔クリームや麻酔テープを使う、あるいは全身麻酔下で、過剰なメラニン色素を壊す治療を行います。経験上、1歳までに治療を行えば6〜7割は目立ちにくくなりますが、成人の場合は約8割が再発します。範囲が広い場合は、全体に照射する前にテスト照射をすることもあります。3カ月以上の間隔をあけながら、複数回の治療を行うことで、少しずつ色が目立ちにくくなることが多いですが、再発しやすいことから、色が完全に戻る場合は使用するレーザーの種類を変えることも考えます。

Qスイッチ
ルビーレーザー

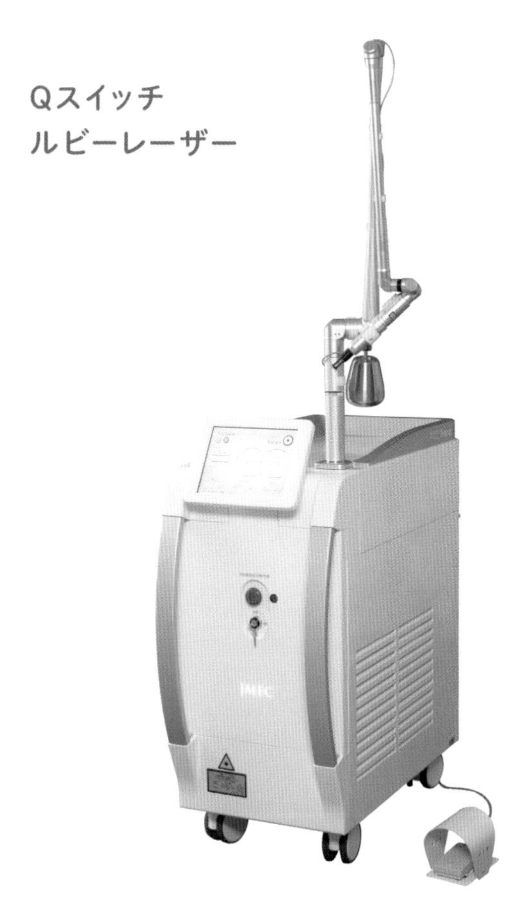

Qスイッチルビーレーザーは、その名の通り鉱石であるルビーを用いて694nmの波長を出すレーザーです。周囲の正常な組織や血管へのダメージを最小限に抑えながら、メラニンが異常に多くたまった細胞を壊します。扁平母斑やベッカー母斑のレーザー治療は厚生労働省が承認したQスイッチルビーレーザーのみ２回まで保険適用です。

表皮母斑の治療法

手術

ぶつぶつと皮膚の表面が盛り上がり、イボ状や線状、帯状、広範囲に現れる表皮母斑は、あざの状態に合わせて適した治療法を選びますが、もっとも確実な治療法は病変部分の切除手術をすることです。手術は再発が少ないのですが、縫い寄せた手術あとが線として残ったり、皮膚移植した部位が目立つことがあります。

あざが小さければ切除手術を行い、広範囲の場合、皮膚移植手術やエキスパンダーを入れて皮膚を引き伸ばしながらの手術が必要となります。皮膚移植ができる範囲を超えている、傷あとが長くなるなどで手術が難しい場合、レーザーやグラインダーで皮膚を少しずつ削っていく「皮膚剥削術」を行います。数回の治療であざを目立ちにくくしていきますが、再発の可能性もあります。

ただし、限られた病院でしか治療を行っていないため、表皮母斑が目立つ所にあれば、早めに専門医に相談してください。

手術方法

1 皮膚切除手術

皮膚のしわの方向に合わせてあざを切除し、縫い寄せます。

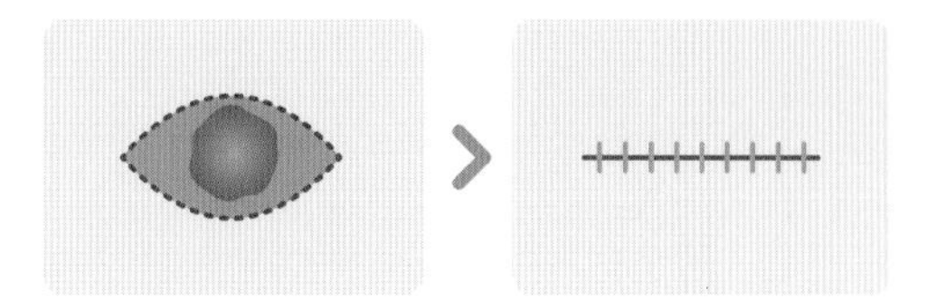

2 皮膚切除手術+皮膚移植手術

縫い寄せることができない大きなあざの場合は、皮膚移植（全層皮膚移植または分層皮膚移植）を行います。

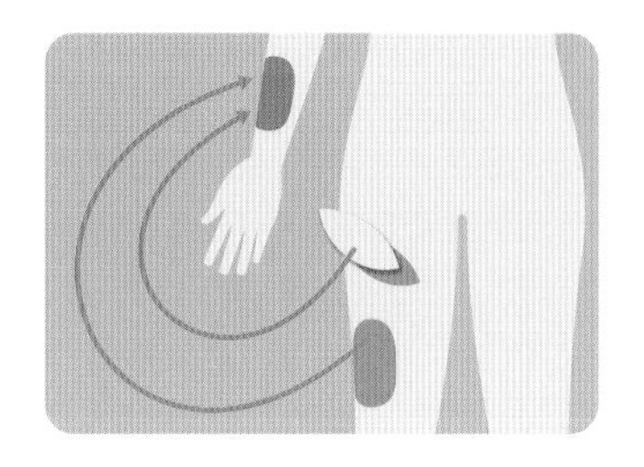

3 皮膚切除手術+皮弁形成手術

縫い寄せることが難しい場合は局所皮弁術（皮膚を移動させる）を組み合わせます。

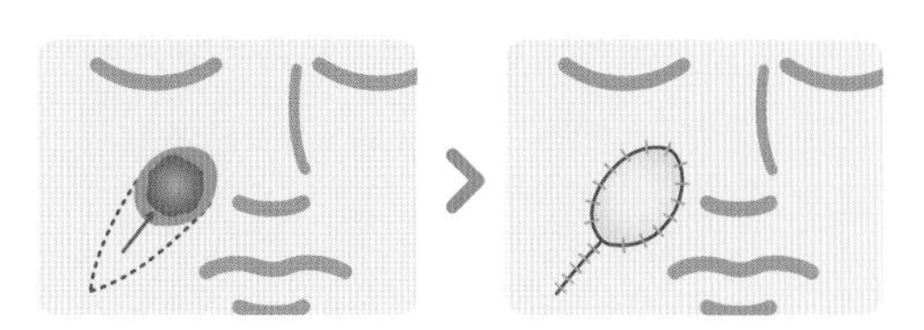

茶あざの治療法

費用

扁平母斑やベッカー母斑などの治療は、厚生労働省が承認したQスイッチルビーレーザーで、3カ月に1回の保険による治療が2回まで認められており、費用はあざの大きさ(面積)や数(部位)により、窓口では0~3割負担となります。ほかのレーザー機器や、3回目以上のQスイッチルビーレーザーでの治療は保険適用外です。

表皮母斑のための手術治療は保険適用で、手術方法、麻酔法、入院の有無で費用が大きく異なります。また、小学校就学前の乳幼児の場合、「子ども医療費助成制度」によって負担をさらに少なくすることができます。各自治体によって制度名は異なりますが、住んでいる自治体で手続きをし、医療証を発行してもらえば、負担する医療費が3割より抑えられたり、あるいは無料になる可能性もあります。対象年齢や助成条件は各自治体によって異なるため、各自治体の窓口で確認してください。

扁平母斑・ベッカー母斑の
Qスイッチルビーレーザー治療の面積と費用

面積	費用目安（保険適用前）
4㎠まで	20,000円
4〜16㎠まで	23,700円
16〜64㎠まで	29,000円
64㎠以上	39,500円

※上記費用のほかに初・再診料、麻酔代金、処方箋料等の基本の保健医療費が必要になります。
※部位が異なればそれぞれの部位での面積での算出になります（たとえば背部と腹部など）。
※医療報酬改定により費用が変動する可能性はあります。

column

03

あざにまつわる迷信

妊婦や出産にまつわる迷信や言い伝えは世界中にあります。特に多いのが「妊娠中に○○をしてはいけない」というものです。あざにまつわる迷信でよく耳にするものは、「妊娠中に火事を見ると、赤あざのある赤ちゃんが生まれる」「妊娠中にお葬式に行くと、黒あざのある赤ちゃんが生まれる」などですが、どれも根拠がないものです。医療が進歩していなかったはるか昔は、人々にとって出産は命がけのものだったことから、そのような妊婦や出産にまつわる迷信や言い伝えが多いのだと思います。また、昔は疫病などで命を落とすことも多く、妊婦が葬式に参列することはリスクを伴いました。迷信や言い伝えも別の角度から見れば、妊婦を心配する思いから生まれたものだと考えられます。

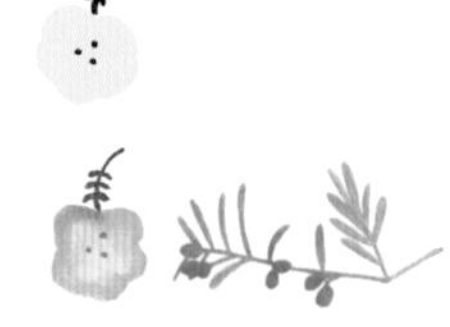

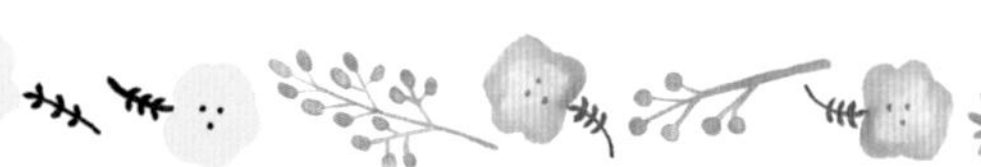

CHAPTER

5

黒あざ

色素性母斑・
巨大色素性母斑

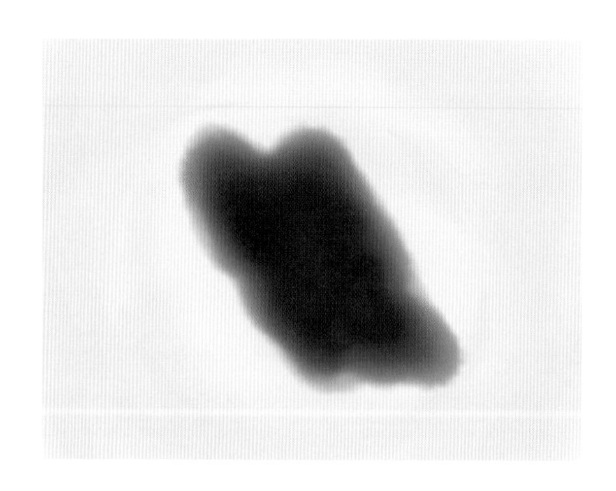

形や大きさはさまざまで、ほくろのような小さなものから、背中全体にわたる巨大なものまであります。

こんな症状はありませんか?

色は褐色から黒色で、小さな色素性母斑はいわゆる「ほくろ」と呼ばれ、幼児期から全身どこにでも現れます。

形や大きさはさまざまで、1歳時に、目安としては体幹で6㎝、頭部・顔面では9㎝以上、大人になったときに直径20㎝以上になる場合には巨大と定義され、「巨大色素性母斑」と呼びます。

黒あざはほとんど悪性化しませんが、あざが急激に盛り上がったり、大きくなったりする場合は、悪性化の可能性もあるため注意が必要なことがあります。

治療時期・治療期間について

黒あざは病変が深部、時に脂肪内にまであることが多いため、基本的な治療は手術となります。

あざの大きさや形、できている場所によって、適した治療法や治療時期を選びます。手術の際は、悪性かどうかを調べるための検査に出したうえで、範囲が広いものは手術で切除し、必要に応じて皮膚移植なども行います。

顔にある小さなほくろは、レーザー治療を行うことによって目立ちにくくすることができます。ただし、この治療は保険適用の対象ではないので自費診療です。

色素性母斑・巨大色素性母斑の治療ステップ

Step 1

黒あざの症状に合わせて、適した治療法を検討します。手術をする際は、悪性か検査したうえで切除や、大きさによって皮膚移植などを行います。

Step 2

顔の小さな黒あざ（ほくろ）を目立ちにくくするには、炭酸ガスレーザーやエルビウムヤグレーザーで治療しますが、保険適用外の自費診療です。

Step 3

大きいあざは皮膚移植や皮膚を引き伸ばしながらの手術、培養皮膚移植（※）などを行います。
※治療できる医療機関は限られます。

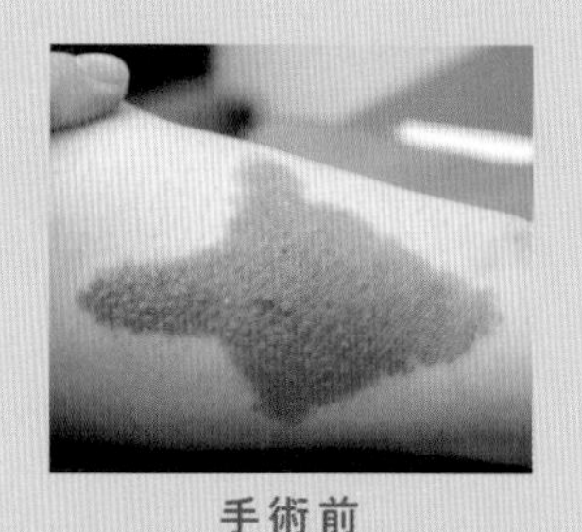
手術前
46歳

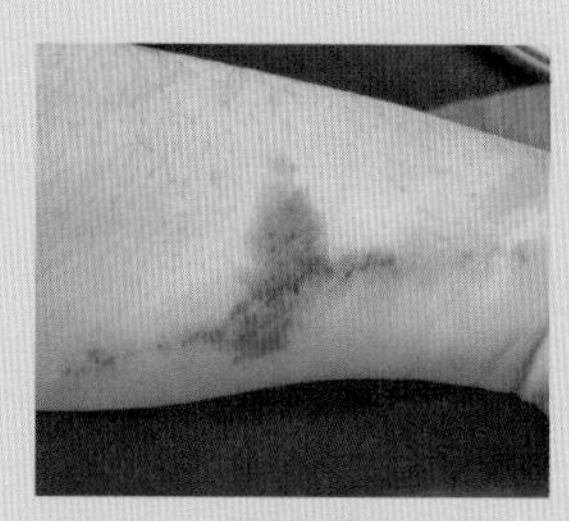
手術後
（手術2回、今後3回目の手術予定）
47歳

※回数や治療効果には個人差があります

治療について注意すること

●レーザー治療の合併症で、治りにくい傷や傷あと、色が抜けた白いまだらや、色素沈着などを生じる場合があります。

●レーザー治療期間中はひどく日焼けをしないよう注意してください。治療後の2週間は照射部分に軟膏を塗ります。また、患部は過度にこすらないでください。

●手術を行うと傷あとが残ります。皮膚移植をした場合には、皮膚をいただいた部位にも傷あとが残ります。

●あざが大きい場合は複数回の手術、全身麻酔や入院が必要です。

先生からのコメント

色素性母斑は身体中どこにでもでき、足の裏のほくろはごくまれに悪性化すると言われていますが、見た目が大きく変わらないのであれば、心配しすぎることはありません。黒あざの病変は皮膚の深い部分、時に皮下脂肪にまで広がることがあるので手術治療が基本です。顔の小さなほくろ（8㎜程度まで）は、切除手術よりも、レーザー治療で目立ちにくくすることが可能です。

獣皮様母斑

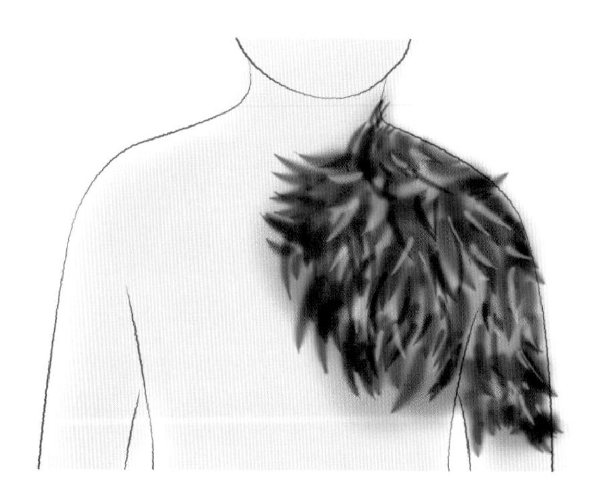

巨大色素性母斑のなかでも、剛毛に覆われているものを「獣皮様母斑」と呼びます。

こんな症状はありませんか?

巨大色素性母斑のなかでも剛毛に覆われたものを「獣皮様母斑」と呼びます。獣皮様母斑は生下時から現れる黒あざです。

発症する場所は背中や腹部、顔などさまざまで、あざの大きさも小さいものから広範囲のものまであります。また、自然に目立たなくなることはありません。

母斑自体は良性ですが、非常にまれに悪性化して、悪性黒色腫などの皮膚がんになることがあります。あざが良性か悪性かを判別しづらいときは、病変の一部を切除して検査します。

治療時期・治療期間について

獣皮様母斑は、自然に目立たなくなることはありません。黒い色を正常な皮膚の色に近づけ、それと同時に悪性化のリスクを取り除くための治療として、手術を行います。あざが小さければ、切除して縫い寄せる手術を行います。

目立つ場所にある獣皮様母斑や、大きさが5㎝以上あるものは、早めに治療することをおすすめします。あざの範囲が広い場合は、皮膚移植手術や皮膚を引き伸ばしながらの手術などを行います。広範囲の手術では、複数回の治療、全身麻酔や入院が必要です。

獣皮様母斑の治療ステップ

Step 1

大きさや、良性か悪性かなど、黒あざの状態に合わせて、適した治療方法を選びます。あざの状態によっては経過観察します。

Step 2

あざの範囲・部位により、切除して縫い寄せる手術を行いますが、手術が可能かどうかは診察で判断します。

Step 3

大きいあざは皮膚移植や皮膚を引き伸ばしながらの手術、培養皮膚移植(※)などを行います。
※治療できる医療機関は限られます。

治療について注意すること

●手術を行うと傷あとが残ります。皮膚移植をした場合には、皮膚をいただいた部位にも傷あとが残ります。
●あざが大きい場合は複数回の手術、全身麻酔や入院が必要です。
●獣皮様母斑の手術は一度で終わるものではありません。手術の回数や時期は主治医とよく相談し、適切な治療を受けてください。
●皮膚移植手術をした場合は、移植した部分が成長とともにひきつることがありますので、術後も成長を追いながら、通院して経過観察が必要です。

先生からのコメント

獣皮様母斑は露出した部位にあると、本人、親御さんともに悩むことが多く、少しでも病変を減らすためにも早い時期からの治療をおすすめします。手術後も再発しないかなど、長い経過観察が必要です。また、首や関節などの動かす部位や、女の子であれば胸に皮膚移植した場合、成長とともに移植箇所がひきつることがあるため、成長を追って経過を見ていきます。ひきつれを起こすと、引き伸ばす手術が必要になります。

黒あざがきっかけで発見される疾患

発症率は非常にまれですので、さほど心配する必要はありません。

悪性黒色腫

発症率は10万人あたり1～2人と
非常にまれな疾患です。

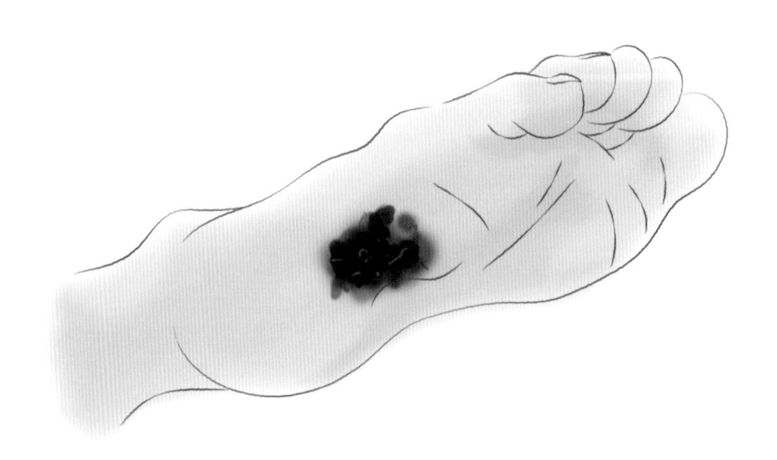

主な症状

爪に黒い筋が入り、
幅が広くなるなどの
変形を起こす

ほくろの形が
急激にいびつになり、
色むらができる

ほくろや黒あざが
1～2年の経過で大きくなる
（2～3㎜が6㎜以上の大きさになる）

治療法

日本人の場合、発症する部位は足の裏が最も多く、手のひら、体幹、顔面、首、爪などがあります。日本人は、白人のように紫外線が悪性黒色腫の原因となることは少ないです。疑いがある場合は検査を行い、診断後に大きさや病状、転移の有無によって治療方法を決めます。外科治療のほか、薬物療法、放射線治療などさまざまな方法を組み合わせて治療が行われます。

黒あざの治療法

手術

黒あざは病変が皮膚の深く、時には皮下脂肪にまで及ぶことがあるので、治療の基本は手術です。黒あざの大きさや形、場所によって手術方法や治療時期を選びます。大きな黒あざはまれに悪性化する可能性があるため、病変の一部を切除して検査したうえで手術を行います。顔の小さな母斑（ほくろ）で悪いものの心配がない場合は、傷あとが残る可能性のある切除手術ではなく、炭酸ガスレーザーやエルビウムヤグレーザーを使う治療で目立ちにくくすることも可能ですが、保険適用外です。範囲が広いものは手術で切除しますが、一度に切除できない場合は複数回の切除手術（分割切除術）や皮膚移植などが必要となる場合もあり、全身麻酔や入院も必要です。手術後は再発しないか、長い経過観察が必要であり、厚みが薄い皮膚を関節などの動かす部位に移植した場合は、成長とともに移植部分がひきつることがあるため、成長期を過ぎるまで経過を見ます。ひきつれを起こすと、皮膚を引き伸ばす手術が必要になります。

手術方法

1 皮膚切除手術

皮膚のしわの方向に合わせてあざを切除し、縫い寄せます。

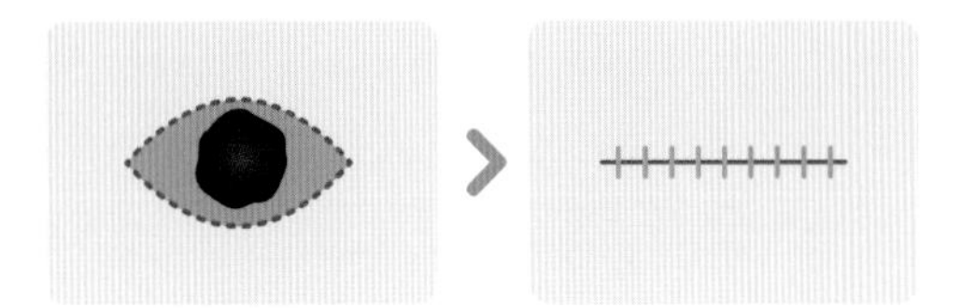

2 皮膚切除手術+皮膚移植手術

縫い寄せることができない大きなあざの場合は、皮膚移植（全層皮膚移植または分層皮膚移植）を行います。

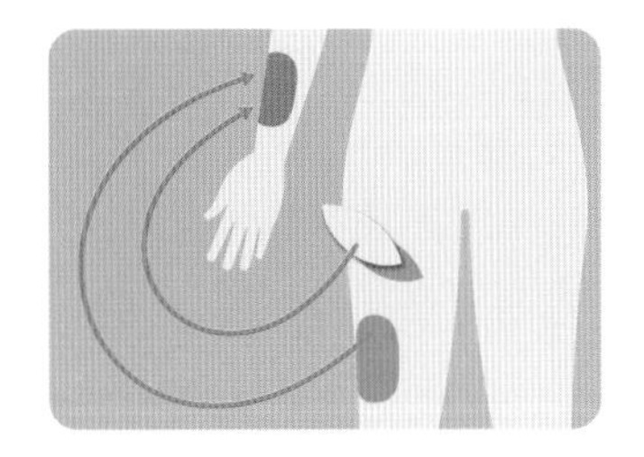

3 皮膚切除手術+皮弁形成手術

縫い寄せることが難しい場合は局所皮弁術（皮膚を移動させる）を組み合わせます。

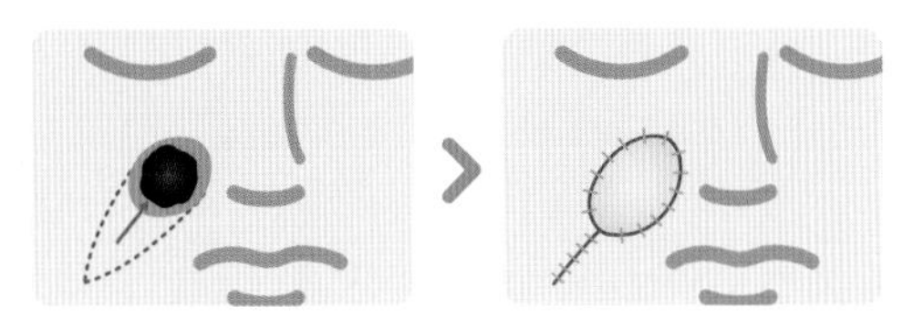

黒あざの治療法

費用

黒あざの手術治療は保険適用ですが、手術の方法や麻酔方法、入院の有無によって費用が異なります。そのほか術前検査料、病理診断料などが必要になります。顔の小さな母斑（ほくろ）を取る際、切除手術ではなく、目立ちにくく仕上げるためのレーザー治療を選んだ場合、保険適用外の自費治療になります。病院により治療費用やアフターケアの診察費用も変わります。

保険診療（手術）を受ける場合、小学校就学前の乳幼児であれば、「子ども医療費助成制度」によって負担をさらに少なくすることができます。各自治体によって「小児医療費助成制度」「乳幼児等医療費助成制度」など制度名は異なりますが、お住まいの自治体で手続きをし、医療証を発行してもらえば、負担する医療費が3割より抑えられたり、あるいは無料になる可能性もあります。対象年齢や助成条件は各自治体によって異なるため、各自治体の窓口でご確認ください。自費診療（ほくろのレーザー治療）の場合は適用されません。

あざ治療で活用できる
医療費助成制度

制度名	制度の概要
子ども医療費助成制度 （小児医療費助成制度、乳幼児医療費助成制度など、自治体によって呼び方が異なる）	各地方公共団体が、乳幼児の通院や入院費用など、医療費の自己負担金を助成する制度です。助成の対象年齢や条件などは、それぞれの地方自治体によって決められています。
高額療育費制度	その月の1日から末日までにかかった医療費について、自己負担額が上限額を超えたとき、超過分があとで払い戻される制度です。上限額は、所得や年齢などの条件によって決められます。医療機関などから発行される診療報酬明細書を元に審査が行われるので、払い戻されるまでには時間がかかります。

※診療報酬改訂などによって、助成内容が変更になることがあります。
※助成を受けるには申請書類の提出などの手続きが必要です。

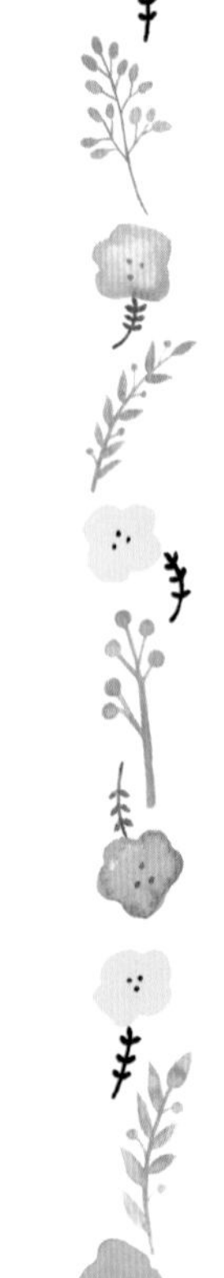

column

04

あざは個性

私が大学病院に勤めていた頃、背中の一面に獣皮様母斑がある、5歳の男の子の患者さんがいました。経過観察をしており、親御さんは手術を希望していたのですが、本人は「僕は毛があるほうが恐竜みたいでかっこいいし、こっちのほうが好きなんだ」と言うのです。その言葉を聞いて私は、目から鱗が落ちる思いがしました。彼は、自分のあざを個性として受け入れているのです。最近では、先天性白皮症の人、顔にあざがある人がモデルとして活躍している例もあります。これまでの一様な価値観ではなく、人との違いを自分の個性として受け入れる。そんな彼らの姿勢からは、あざと向き合う医師として学ぶことが多いです。人と違うことは、決して悪いことではないのです。

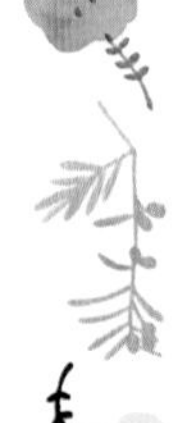

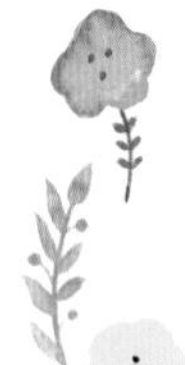

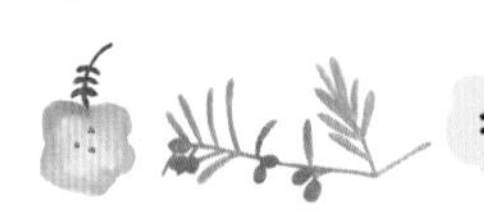

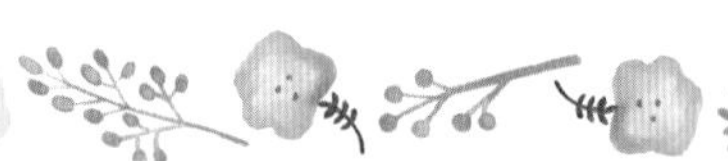

CHAPTER

6

あざ治療後の注意点

レーザー治療後に気をつけたいこと

レーザーを照射した部分は、熱が入り軽いやけどの状態になるので、直後～当日は冷やすことが大切です。水ぶくれになったり皮が剥けても、軟膏治療を行えば皮膚は周囲から再生します。赤あざは治療後の1週間、青・茶・黒あざは2週間、照射部分に炎症を抑えるための軟膏を塗り、ガーゼやテープなどで保護します。1～2週間ほどで皮膚が再生したあと、最低3カ月ほどは炎症後色素沈着を防ぐため、紫外線ケア（日焼け止めを塗ったり、遮光テープを貼る）を行い、患部を刺激しすぎない（触りすぎない、こすりすぎない）よう注意してください。

レーザー治療後すぐ～当日

1

レーザーを照射した部分は、熱が入り軽いやけどの状態になるので帰宅後も1～2時間ほどは冷蔵庫で冷やしたアイスパックなどで冷却します。氷で直接冷やすと凍傷になる可能性もあるので注意してください。

2

当日より患部は泡立てた石鹸でなで洗いします。

3

照射部分に軟膏を塗り、その上をガーゼやテープで保護してください。

レーザー治療後1～2週間

1

毎日、入浴時には石鹸で患部をなで洗いして清潔に保ちます。

2

指示された期間は照射部分に軟膏を塗り、その上をガーゼで覆って保護してください。

3

軟膏治療が終わり、皮膚トラブルがなければガーゼを外して、紫外線ケアを行います。レーザー照射後の傷がなかなか治らない場合は、担当医にご相談ください。

レーザー治療後3カ月以内

1

レーザー治療部位は紫外線ケアを行います。過度な日焼けをしないよう注意してください。炎症後色素沈着を予防するためです。

2

照射部分は赤み→薄茶色へと変化して徐々に目立ちにくくなります。皮膚の治癒反応による色調の変化です。

3

万が一レーザー照射後の傷が治らない場合は、必ず担当医にご相談ください。

手術後に気をつけたいこと

抜糸後は、なるべく傷を目立たなくするために、日常のアフターケア（テーピングなど）が大切です。抜糸後数週間は傷口に過度に力がかかるような動作は避けましょう。

手術後はまれにひきつれや感覚の低下などが起きることがあるため、経過観察が重要です。広範囲の茶あざ、黒あざで、皮膚移植手術を行った場合は、あざを切除して皮膚を移植した箇所と、皮膚をいただいた箇所にひきつれが起こっていないか、成長を追いながら経過を診ていきます。

手術後すぐ

局所麻酔日帰り手術の場合

- 傷口にガーゼを当て、当日は傷口を濡らさないようにします。
- 手術翌日の診察で、血が止まっているか、傷の中に血がたまっていないかを確認します。抜糸までの期間、自宅で傷口の洗浄と、軟膏塗布などの手当てを行います。付け替えのための通院が必要なこともあります。
- 部位により安静のためにギプス固定などを行うこともあります。

全身麻酔・入院手術の場合

- 大きさや部位、手術の方法により、安静のための入院が必要です。部位によりギプス固定などを行うこともあります。
- 入院中は主治医が傷口の付け替えを行い傷の経過をチェックしていきます。

手術後1～2週間

1

通院手術の場合、抜糸まで入浴時には石鹸で患部をなで洗いして清潔に保ちます。軟膏を塗り、その上をガーゼや包帯で覆って保護してください。

2

術後約1週間の診察で傷の状態が落ち着いていれば、抜糸します。頭部や手足や体幹などつっぱりが強い部位の場合は、術後2週間ほどで抜糸することもあります。

3

抜糸後3カ月ほどは、傷の安静を図るためにテーピング等することがあります。患部は過度な日焼けをしないよう注意してください。炎症後色素沈着を予防するためです。

手術後3カ月以降

1

手術した部位はデリケートなので優しく扱ってください。入浴時は石けんを泡立て、ぬるま湯でやさしく洗い、傷あとを清潔に保つようにしてください。また、患部は過度な日焼けをしないよう注意してください。炎症後色素沈着を予防するためです。

2

皮膚移植手術をした場合は、あざを切除して皮膚移植した箇所、あるいは皮膚をいただいた箇所にひきつれがないか、長い経過観察が必要です。

3

傷あとの赤みや固さがいつまでも引かないようであれば、主治医にご相談ください。

再発の可能性はどのくらいあるの？

茶あざ（扁平母斑）は他のあざと比べて再発率が高く、一度レーザー治療で目立ちにくくなっても、再発することが多く、私をはじめレーザー治療医を非常に悩ませるあざです。これまでの私の経験では、1歳までに治療を行えば、6～7割が目立ちにくくなりますが、成人では約8割が再発し、ほとんど同じ濃さまで戻ります。

治療後3カ月ほどで再発することが多いです。Qスイッチルビーレーザー治療の回数を重ねたり、レーザーの種類を変えることで少しずつ目立ちにくくなることもありますが、残念ながら、何度レーザー治療を行っても同じ濃さに戻る方もいます。

薄い茶あざについては、レーザー治療で深追いすることで、肌色を保つために必要なメラニンまで壊され、白抜けになってしまう可能性もあります。一度色が抜けてしまうと元に戻ることは難しく、皮膚の色がまだらになって、かえって目立ちやすくなってしまうなど、レーザー治療は回数を重ねれば重ねるほど効果が得られるわけではないのです。薄い茶あざでも、洋服を着れば隠れる場所にあるもの、人から指摘されないものについては、無理にレーザー治療をする必要はないと私は考えます。レーザーの副作用や再発の可能性をきちんと理解したうえで、治療すべきかどうかを主治医とよく話し合ってください。

日々のアフターケアはどうすればいい？

「レーザー治療後は、外出しても大丈夫ですか？」と心配そうに尋ねられる親御さんもいますが、もちろん大丈夫です。幼稚園や保育園も、休まずに行くことができます。

レーザー治療はアフターケアがとても大切ですが、いくつかの注意点に気をつけて、普段どおり過ごしてください。

あざによって使用するレーザーの種類や強さが違うので、治り方も異なりますが、いずれの治療後も、指示された期間は炎症を抑えるための軟膏をきちんと塗ってガーゼやテープなどで保護し、患部を乾かさないようにすることが大事です。治療当日の入浴は短時間、翌日より普段通りに行います。毎日の入浴時にはガーゼやテープをはがし、治療部位を泡立てた石鹸でやさしくなで洗いをして、こすらないよう気をつけます。

お風呂あがりは処方された軟膏を塗り、その上からガーゼやテープなどで覆って保護します。当院の場合、赤あざは治療後の1週間、青・茶・黒あざは2週間、軟膏治療を行います。治療部位のかゆみも、軟膏を塗ることで抑えます。ガーゼを固定するテープ負けがひどい、またはガーゼが固定できない部位は、1日3回程度軟膏のみを塗布して乾かさないようにします。

1～2週間ほどで皮膚が再生され、治療部位の皮膚がうすピンク色になります。その後3カ月ほどは、皮膚にとってはとてもデリケートな期間で、傷あとの色素沈着が起こりやすいため、紫外線ケアと摩擦などの強い刺激には気をつけましょう。とはいえ、神経質になりすぎる必要はなく、外出時は患部が露出しない服を着せる、帽子をかぶらせる、日焼け止めクリームを塗るなど、紫外線対策を行っていただければ、普段どおり過ごしていただいてもかまいません。

特に汗をかきやすい子どもの場合、汗でクリームが流れやすいので、UVカット機能のついた透明テープなどを使っていただくのもおすすめです。日焼け止めを塗る際は、摩擦が刺激となるため、擦り込まないように気をつけてください。

1カ月~3カ月程度は、炎症後色素沈着で薄茶色になります。茶あざの場合、「再発かも?」と不安になるかもしれませんが、皮膚の治癒反応で起こりうる色素沈着なので心配いりません。過度な日焼けをしすぎれば「シミ」のような色素沈着になります。
手術を行った場合も、抜糸後、なるべく傷を目立たなくするためには、傷あとのケアが大事です。傷口を清潔に保ち、紫外線ケアを行います。抜糸後数週間は傷口に過度に力がかかるような動作は避け、3カ月ほどは、傷の安静を図るためにテーピングやシリコンジェルシートでの固定をすることもあります。
あざの状態や大きさ、部位によって経過も異なってきます。主治医とは長い付き合いになるため、先生との相性、病院の雰囲気、通いやすさなども治療をしていくうえでは大事です。

column

05

将来、期待される再生医療

背中一面に獣皮様母斑がある男の子の話です。男の子のあざは広範囲のため、皮膚移植をするためには皮膚が足りず、経過観察をしていました。

あるとき、某大学病院で自分の表皮を培養し、背中のあざ3分の1に培養表皮移植手術を受けることができました。当時は研究目的で行われ保険適用ではないため、もし自身の負担で治療するならば数百万の治療費がかかりましたが、2016年12月より巨大色素性母斑の治療への自家培養表皮移植の使用が保険適用されました。

このような治療は、まだまだ行える施設は限られています。しかし、再生医療の研究や安全性の確立がさらに進めば、あざ治療の可能性がさらに広がると感じます。

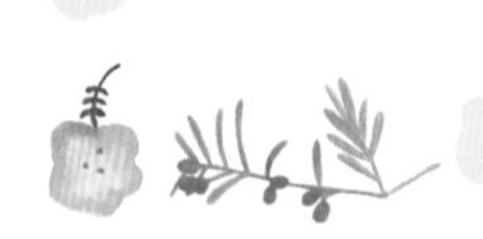
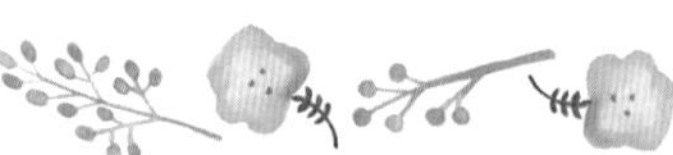
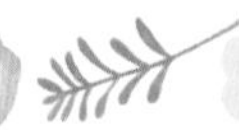

Epilogue

　子どもの身体に目立つあざを見つけた親御さんの不安は、痛いほど分かります。私自身も、背中の半分を茶あざ（扁平母斑）が占めているからです。

　私は中学生の頃、親に連れられ大学病院などを受診しましたが、当時はレーザー治療も一般的ではなく、痛みを

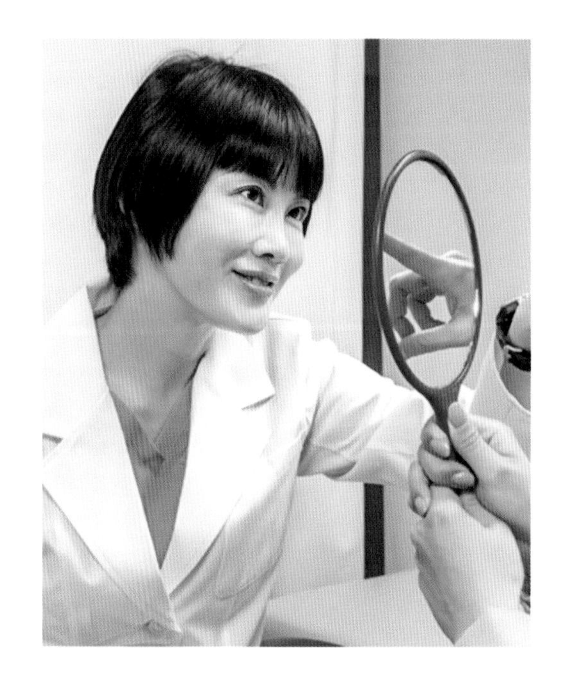

伴い、かつ広範囲なため全身麻酔での治療であること、再発率の高い茶あざだったことから、治療しませんでした。

母は私が40代半ばになる今でも、「背中にあざがあってごめんね」と言うことがあります。私は、思春期の一時期はあざがあってイヤだなと思っていましたが、今は気にすることもありません。しかし、親は子どもがいくつになっても負い目を感じるのだと思います。

私が形成外科医を目指したのは、自身があざやひどいニキビ、容姿コンプレックスが強く悩んでばかりだったからです。子ども

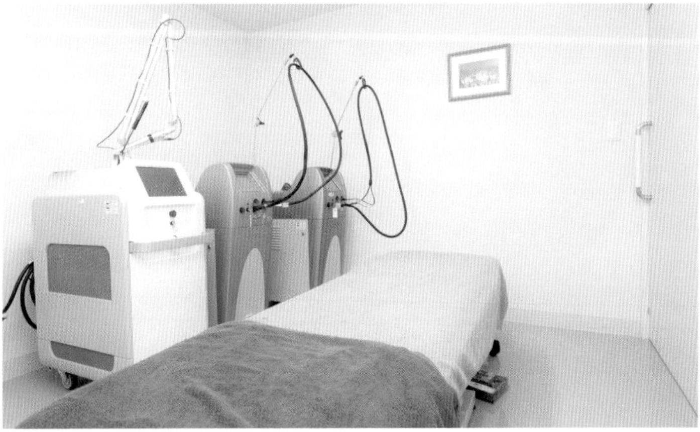

の頃から手塚治虫の『ブラック・ジャック』が大好きで、父も祖父も外科医だった影響もあり、外科医に憧れていました。

長崎大学を卒業したあとは、母校の形成外科医局に入局しました。形成外科の専門医となったあとは、美容外科を専門とし、自分のように容姿に悩む人の心を救いたいと考えていました。転機は、福岡大学形成外科でレーザー治療・あざ治療を担当したことです。レーザー外来にはあざで悩む患者さん、特に幼い子どもが多く、驚きました。たくさんの方がレーザー外来を受診し、治療であざが目立たなくなるにつれ、本人も家族もどんどん笑顔が増えていきました。外見の変化により自信を取り戻す手伝いができることがうれしく、あざの治療を究めたいと思いました。美容外科や美容皮膚科のクリニックや医師は多くいますが、あざ治療を行う施設や医師は少ないからです。

ただ、大学病院はレーザー外来が週1回、午前中だけだったので、患者さんを長時間待たせることが多かったです（3～4時間待ちは当たり前でした）。患者さんの多くが乳幼児で、本人にも親御さんにもストレスになり、一人ひとりの患者さんに向き合う時間も少なすぎる……。そんな悩みを抱えていたとき、生まれ育った福岡県春日市で開業する話を受け、2016年に「あざ治療」をメインとしたクリニックを開業しました。

これまで延べ1万人以上の患者さんを治療しました。大切にしているのは、患者さん一人ひとりにじっくりと向き合い、QOL（Quality of Life）を高める手伝いをすることです。無理がなくライフスタイルに合った治療計画を提案するためにも、初診には時間をかけています。

あざの多くは命に関わらないものの、見える部位にあると人から指摘されたり、嫌がらせにつながる場合があるほか、顔や手足の赤あざや青あざはケガや虐待を連想させるなど、本人だけでなく、親御さんにとっても精神的な負担となる可能性があります。それらをふまえ、経過を見るもの、早く治療をしたほうがいいものなど、治療方針を考えます。

時々、人からは分からない場所にある小さなあざや非常に色が薄いあざを見つけ、心配のあまりレーザー治療を熱望する親御さんがいます。心配する気持ちは理解できますが、人から指摘されない場所や色が薄く小さなあざは、治療の対象にはなりません。理由は、レーザー治療を無理に行うことで白抜けになりかえって目立ったり、傷になったりすれば本末転倒だからです。「木を見て森を見ず」にはならないように、全体のバランスを見て治療が必要か判断します。

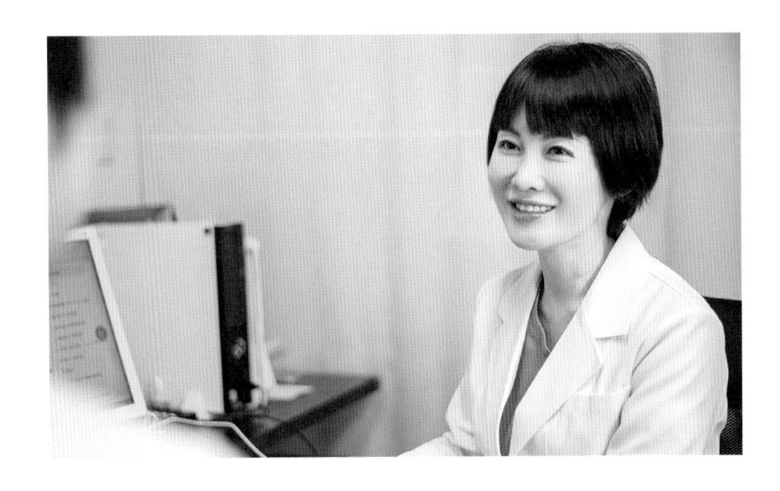

また、レーザー治療は回数を重ねれば重ねるほど効果が高くなると思っている方もいますが、それは違います。副作用のリスクもあるからです。それぞれのあざに適した治療方法、レーザー機械の選択、治療のタイミング、回数などを見極めることが、医師の腕の見せどころでもあります。

子どものあざを親御さんが見て「かわいそう」と口癖のように言うと、「自分はかわいそうなんだ」と子どもは思いこんでしまいます。心配のあまり発した言葉だと思いますが、あざはすべて悪いものだととらえないでください。「かわいそうな子」になれ

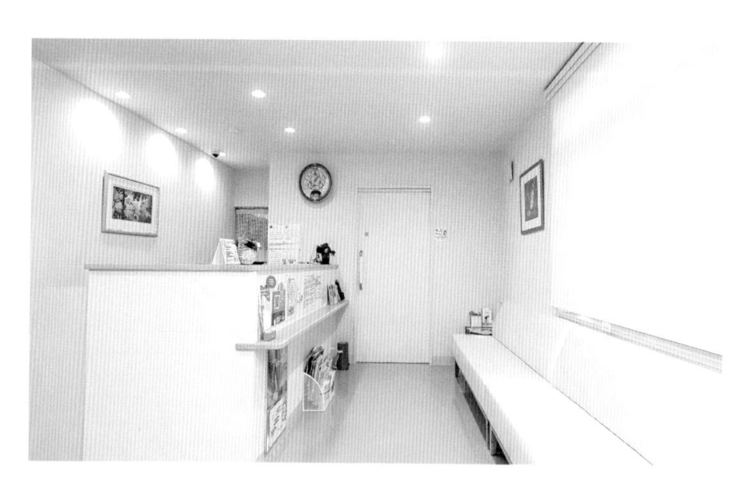

ば、すべての失敗や苦労を「あざのせいだ」と結びつける人間に成長することもあります。あざを自分の個性や自分だけのしるしだと、ポジティブに思っている子どももいるのです。

私の母のように、子どものあざで自分を責めてしまう親御さんは多くいます。そんな方々の心の助けに少しでもなれたらと思い、本書をまとめました。

子どものあざで悩んでいるのでしたら、一人で抱え込まず、気軽に医師に相談してみてください。そのために、私たちがいるのですから。

カバーイラスト	櫻井美奈子
本文イラスト	磯辺英志
写真提供	株式会社ジェイメック
	シネロン・キャンデラ株式会社

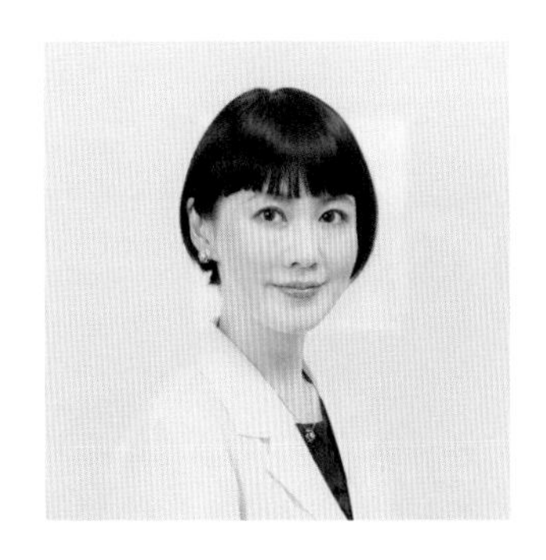

Profile

矢加部 文（やかべ・あや）

みやびクリニック 院長

日本形成外科学会専門医　日本レーザー医学会専門医・指導医

1977年生まれ。2002年に長崎大学医学部を卒業後、長崎大学形成外科入局。長崎大学病院、長崎医療センター、福岡徳洲会病院で形成外科勤務。日本形成外科学会専門医取得後、レーザー治療を学ぶために福岡大学病院でレーザーの外来を5年間担当し、2016年にみやびクリニックを開院。あざに悩む患者さん一人ひとりに向き合い、新生児のあざはもちろん、残っているあざに悩む大人までこれまで10000人以上の治療を行ってきた。

本書についての
ご意見・ご感想はコチラ

こどもの「あざ」への不安がなくなる本

2021年 8月 31日　第1刷発行

著者　　矢加部 文
発行人　久保田貴幸

発行元　株式会社 幻冬舎メディアコンサルティング
〒151-0051　東京都渋谷区千駄ヶ谷4-9-7
電話　03-5411-6440（編集）

発売元　株式会社 幻冬舎
〒151-0051　東京都渋谷区千駄ヶ谷4-9-7
電話　03-5411-6222（営業）

印刷・製本　シナノ書籍印刷株式会社

装丁　松崎 理、早樋明日実（yd）

検印廃止

Printed in Japan
ISBN 978-4-344-93438-2 C0047
幻冬舎メディアコンサルティングHP
http://www.gentosha-mc.com/